나의
가장 가까운 적,
성병

KB194879

나의 가장 가까운 적, 성병

엘렌 스퇴켄 달 지음 이문영 옮김

I SENG MED FIENDEN

차례

제1장
대홍수의 해

임질에 관한 약간의 지식

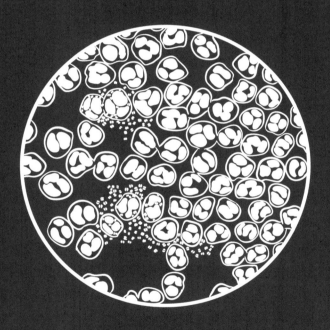

노아가 방주에 들어가는 날까지, 사람들은 먹고
마시고 장가가고 시집가고 하였는데, 마침내
홍수가 나서, 그들을 모두 멸망시켰다.

— 누가복음서 17장 27절

여기가 그 일이 일어나는 곳이다.

내 진료실은 널찍하고 벽 색깔이 흐리지만, 물건이 너무 많아서 약간 비좁고 혼란스러운 느낌이 든다. 저쪽 구석에 아주 커다란 인조 가죽 산부인과 의자가 있다. 바로 옆에는 짧은 벽을 따라 검사대가 있고, 그 옆에는 무균 기구와 샘플을 채취하는 장비들이 놓인 수레가 있다.

환자들의 프라이버시를 보장하기 위해 블라인드와 커튼이 모두 달린 이 방의 유일한 창문 아래에는 내가 켜놓은 선사 시대 PC가 놓인 책상과 작동이 시원찮은 프린터가 있다. 방의 다른 쪽에는 이동식 가림막과 위에 거울이 달린 싱크대가 있다. 다른 벽면에는 인간의 성기 피부 아래에 무엇이 있는지를 보여 주는 포스터가 붙어 있다.

쓰디쓴 커피를 홀짝이며 환자 명단을 살펴보다가 나는 오늘 아침에 고른 수술복 윗부분이 어쩌다 세탁기에 들어간 펜의 잉크 얼룩으로 뒤덮여 있다는 것을 알아차렸다. 옷을 갈아입기에는 너무 늦었다. 대신에 나는 문을 열고 오늘의 첫 환자를 부르면서 가운의 맨 윗단추를 채웠다.

「어서 들어오세요.」내가 말하자, 에른이 내가 가리키는 의자에 앉았다.

무슨 일로 왔는지 내가 물어보기도 전에 그는 〈아래쪽에 꽤 큰 문제가 있다〉며 해결할 수 있기를 바란다고 말했다.

「무슨 문제죠?」내가 물었다.

「그냥 보여 드리는 게 제일 쉬울 거 같네요.」에른이 대답했다.

인정하건대 에른은 솔직하게 말하는 사람이었다. 그는 일어서서 손을 바지 아래로 밀어 넣어 깊은 곳에서 믿기 힘든 양의 티슈를 빼내기 시작했다. 종이가 끝없이 나오는 것 같아 황당했다. 그는 이어진 긴 종잇조각과 작고 구겨진 종이 덩이를 꺼냈다. 그는 확실히 여기저기에서 종이를 빼냈다. 허물어진 댐을 모래주머니가 떠받치는 격이었다. 종이에는 작은 빨간 하트 무늬가 있었다. 할머니 집의 수놓은 의자에 앉아 2분마다 복도의 화장실로 달려가는 그의 모습이 그려졌다. 댐이 곧 터져 복잡한 꽃무늬에 무시무시한 홍수를 일으킬지 두려워하면서 말이다. 어떤 종이는 플라스틱 뚜껑을 덮은 뜨거운 일회용 컵의 커버에 사용되는 재활용 종이로 만든 냅킨처럼 보였지만, 가장 작고 가장 혐오스러운 덩어리는 원래는 새하얀 색인 티슈 같았다.

그러나 어디에서 왔든 종잇조각은 모두 더럽고 역겨우며 황록색 액체에 젖어 있었다.

「그렇군요.」내가 말했다. 「같은 생각이에요. 이건 큰 문제죠.」

「제게 무슨 문제가 있는 거죠?」어른이 물었다. 그는 더러운 종이가 수북이 쌓인 쓰레기통에 등을 구부리며 서 있었다. 「고치실 수 있나요?」

나는 짜릿한 흥분을 느꼈지만, 열의를 한두 단계 낮추려고 애썼다. 타인의 불쾌한 질병을 다룰 때는 너무 신이 나서 열을 올리면 안 된다. 그러나 내가 의욕에 불타는 이유는 문제가 무엇인지 내가 알며, 물론 고칠 수 있다고 생각하기 때문이다.

성병STI*은 내가 가장 좋아하는 질병이다. 분비물, 상처, 그리고 주변을 맴도는 암울한 분위기로 인해 성병은 의학계의 공포 소설로 불릴 만하다. 이 병은 우리를 바보로 만든다! 성병에 관한 사실, 특히 성병의 역사를 깊이 파고드는 일은 진정한 범죄 영화나 훌륭한 공포 영화의 스릴감과 비슷하게 공포가 스민 쾌감에서 오는 아주 재미있고 서늘한 느낌을 준다. 마음 한구석에서는 눈을 돌리고 싶고 눈을 감고 싶지만 나는 성병에 질리지 않는다. 나는 계속 읽어야 한다. 성병에 사로잡힌 것이다.

환자가 성병을 앓고 있다면 의사로서는 대단한 일이다. 수치심을 많이 느끼는 질병을 진료할 때는 아주 적은 것으로 엄청난

* Sexually transmitted infection. 별도의 표기가 없는 본문의 각주는 옮긴이의 주이다. 저자 주는 주석에 원주로 표기하였다.

것을 성취할 수 있기 때문이다. 좋은 대화 또는 약간의 따뜻함과 이해는 종종 약만큼이나 중요하다. 성병 환자들은 종종 고립감을 느끼고 고통을 혼자 삭인다. 많은 사람이 감염 과정을 부끄러워하고 병을 전염시킬까 두려워한다.

하지만 성병은 도덕성과는 관련이 없다. 성병에 걸렸다는 사실이 우리가 누구인지, 우리가 좋은 사람인지 나쁜 사람인지를 말해 주지 않는다. 성병에 걸리는 일은 섹스의 일반적인 결과이며, 결국 섹스는 우리 인간이 즐기도록 프로그램된 활동이다. 성병은 누구나 걸릴 수 있으므로 감염은 종종 우리가 하는 선택만큼이나 운이 좋으냐 나쁘냐의 문제다.

순전히 의학적인 관점에서 내가 좋아하는 또 하나는 환자들이 거의 항상 잘 낫는다는 것이다. 오늘날 우리가 가진 약은 효과가 좋다. 예를 들어, 인간 면역 결핍 바이러스인 HIV 감염자도 훌륭하고 정상적인 삶을 살 수 있고, 클라미디아도 없앨 수 있어서 나는 에른이 확실히 괜찮을 거라고 믿었다.

「두려워하지 마세요. 우리가 고칠 거예요.」 내가 말했다.

「정말 그렇게 생각하세요?」

「그럼요. 괜찮으실 겁니다.」

에른이 울컥했다. 「감사해요.」 그가 처음으로 내 눈을 마주치며 불쑥 말한다.

「물론 진찰하고 몇 가지 검사를 해봐야 다른 얘기를 할 수 있을 거예요.」 내가 말했다. 「하지만 내 추측으로는 임질에 걸린 것 같아요.」

사실 에른이 임질에 걸렸다고 90퍼센트 이상 확신했지만, 히포크라테스 선서에 의사들이 얼룩진 티슈만으로는 절대로 진단을 내려서는 안 된다는 조항이 포함되어야 한다고 나는 굳게 믿는다. 그래서 나는 에른에게 가림막 뒤로 가서 바지와 팬티를 벗고 진찰대에 누워 달라고 부탁했다. 에른은 내 말에 따랐고 가림막 뒤에 서서 오랜 시간을 보냈다. 단단하고 구역질 나는 티슈 덩이 몇 개가 연못의 조약돌처럼 쓰레기통에 떨어졌다.

정액의 홍수

이름이 타당하다는 것은 유쾌한 일이며, 임질은 인체 내에서 행동하는 방식을 설명하는 병명 중 하나다. 10여 년 전에 처음 의학을 공부하기 시작했을 때 나는 더 똑똑해 보이려고 구매한 의학어원사전에서 이 사실을 알게 되었다.[1]

고대 그리스어 임질gonorrhoia은 〈씨seed〉 또는 〈정자semen〉를 의미하는 gonos와 〈달리다runs〉 또는 〈넘쳐〉흐르다flows over를 의미하는 접미사 -rhoia의 합성어다. diarrhoea(설사)라는 단어도 같은 접미사를 쓴다. 우리 모두 알듯이 넘쳐 나는 물질이 매우 다르지만 말이다. 〈정자〉와 〈넘쳐흐르다〉를 합치면 〈정액의 홍수〉라는 뜻의 단어가 나오는데, 절대 나쁜 이름이 아니다. 가엾은 에른의 팬티 속에서 자유롭게 흐르는 액체는 정말로 정액의 홍수처럼 보였다. 그것은 액체였고, 요도에서 스며 나오고 있었다. 하지만 그건 정액이 아니라 분비물이었다.

고대 그리스의 의사이자 철학자인 갈레노스는 거의 2,000년 전에 의사로 일하면서 적절한 이 명칭을 생각해 낸 사람이다. 그는 성기에서 분비물이 나오는 임질이라는 단어를 처음으로 사용했다.

갈레노스가 이 특정한 단어를 사용했기 때문에, 그가 오늘날 우리가 아는 그 질병, 즉 임질이 적어도 그 이름만큼 오래되었다고 가정하기 쉽다. 하지만 그럴 가능성은 있되 확실히 말하기는 어렵다. 성경에도 요도에서 액이 뚝뚝 떨어진다는 묘사가 있지만, 고대 문헌을 진단 도구로 사용하는 것은 위험하다. 2,000년 전에 갈레노스는 남자의 음경에서 액체가 뚝뚝 떨어져 옷에 스며드는 병과 분명히 씨름했을 것이다. 우리가 확실히 알 수 없는 것은, 그 분비물이 우리가 임질이라고 부르는 병으로 인한 것인가 하는 점이다.

갈레노스의 동료인 카파도키아의 아레테우스는 임질을 통증 없이 정액이 계속 분출한다고 묘사했다. 그 액체는 고름이 많아서 황록색을 띠는 전형적인 임질 분비물과는 아주 달랐다. 그는 여성들도 같은 병을 앓을 수 있지만, 〈그들의 정액은 성기 부위의 자극과 쾌락, 남성과 관계하고 싶은 부도덕한 욕망 때문에 분비된다〉라고 말했다.[2] 여자들은 죄 많은 영혼일지 모르지만, 내가 최근에 확인한 바에 따르면 성적 흥분은 임질과 동의어가 아니었다.

클라미디아, 미코플라스마, 질트리코모나스(질편모충)와 같은 다른 질병들도 요도 분비물이 생길 수 있지만, 분비물 떨어짐에 관한 한 임질은 타의 추종을 불허한다. 실제로 이 병의 별명 중 하나가 〈물방울〉일 정도로 임질 환자들은 똑똑 떨어지는 분비물의 양이 엄청나다. 하지만 타임머신을 타고 갈 수 없으니 고대 문헌들에 묘사된 내용이 실제로 어떤 질병이었는지 확신할 수 없다. 그리고 의사들과 과학자들이 한때 임질과 매독을 포함한 다양한 성병이 같은 전염병의 다른 증상이라고 확신했다는 점을 생각하면 훨씬 더 혼란스러워진다.

1728년에 태어난 스코틀랜드의 외과 의사 존 헌터는 임질과 매독이 같은 질병이라고 확신해 그것을 증명하는 데 명예와 목숨을 모두 걸었다. 그는 세모날*을 사용하여 어떤 불쌍한 사람(18세기 옷을 입은 에른을 상상하라)의 물방울이 떨어지는 성기에서 고름을 추출한 다음, 같은 세모날로 자기 성기를 찔렀다. 그의 목표는 〈정액의 홍수〉를 약간 투여받은 후에 사람들이 매독에 걸린다는 것을 증명하는 것이었다.

헌터가 나중에 심혈관 질환으로 사망했을 때, 많은 사람은 매독이 혈관과 심장에 자리 잡아 순환계를 막을 수 있으므로 실제로 그가 매독에 걸렸음을 증명했다고 믿었다. 진실은 그의 심혈관 질환이 아마도 다른 요인들로 일어났다는 것이다. 어쨌든 헌터 시대에도 극소수의 환자들만이 매독에 걸렸다. 아니면 다른

* 양날의 끝이 뾰족한 의료용 칼.

경로를 통해 매독에 걸렸을 수도 있다. 아마도 그는 증명하고 싶은 것이 있었기에 한 번 이상 자신을 기니피그(실험 대상)로 이용했을 것이다.

오늘날 우리는 존 헌터가 틀렸다는 걸 알고 있다. 임질은 매독의 아종이 아니라 임균으로 잘 알려진 나이세리아 임균에 감염되어 발생하는 전혀 별개의 질병이다.

집으로 박수를 옮기기

「저기 누울까요?」에른이 물었다. 「저 테이블 위에요?」

「네.」내가 말했다.

「근데 종이가 구겨졌어요.」에른이 말했다. 「누군가가 이미 누웠던 것 같아요!」

그의 말이 맞았다. 누군가가 거기에 누웠었다. 이전 환자가 사용한 종이를 바꾸는 걸 내가 까먹은 것이다.

「아!」에른이 말했다. 「다른 사람이 누웠던……..」

원래는 흰색이었지만 지금은 흰색이 아닌 사각팬티를 그는 아직 벗지 않았다.

「미안해요.」내가 말했다.

그가 고개를 끄덕였다.

구겨진 종이를 치우고 보니 종이 두루마리가 다 떨어진 게 보였다. 나는 새 롤을 가지러 진료실을 나가야 했다.

「여기서 기다려 주세요.」내가 없는 동안에 에른이 도망가지 않기를 빌며 내가 말했다. 「곧 돌아올 거예요.」

얼룩지고 끈적한 버켄스탁 신발을 리놀륨 바닥에 찰싹거리며 복도를 따라 비품실로 걸어가면서 나는 임질의 많은 별명을 생각했다. 아까도 말했듯이 물방울이 그중 하나다. 박수clap는 또 다른 별명이다. 이 이름이 어디에서 유래했는지는 논란이 있지만, 가장 믿을 만한 설은 1370년대 프랑스에서 유래했다는 것이다. 레클라피에르Les Clapiers(프랑스어로 〈토끼 굴〉이라는 뜻)는 매음굴로 가득 찬 파리 지역의 이름이었다. 박수를 집으로 옮기기는 너무 쉬웠다. 다른 설은 다음과 같다. 첫째, 음경을 강하고 리드미컬하게 때리는 구식의 임질 치료에서 유래했다. 둘째, 임질이 요도에서 〈손뼉을 치는 느낌〉(그 의미가 무엇이든)을 일으킨다는 것이다. 소변을 볼 때 임질 환자가 경험하는 감각을 더욱 일반적으로 설명하면 철조망에 대고 소변을 보는 것처럼 느껴진다고 한다.

임질은 드물지 않지만, 노르웨이의 발생률은 오르락내리락해 왔다. 임질은 1930년대와 1940년대에 흔했는데, 항생제로 치료하기 전인 1946년에 11,195건으로 정점을 찍었다.[3] 1970년대와 1980년대 초, 임질이 새롭게 유행해 전국을 휩쓸었으며, 1975년에는 약 15,000건이 발생했다. 상황이 너무 나빠져서 노르웨이 보건국은 1976년에 〈오늘 밤 노르웨이인 36명이 임질에 걸릴 것이다〉라는 구호를 내걸고 포스터 캠페인을 펼쳐 미친 전염률에 대한 인식을 높이고 콘돔을 더 잘 사용하라고 권고했다. 1990년대 말에는 당해 200건 미만으로 다시 발병률이 낮아졌다. 불행하게도 2019년에는 1,705건으로 다시 발병이 증가하고 있다. 하지만 이것이 우려할 일이기는 하지만, 하룻밤당 신규 발병이 단 4.6건 발생한 꼴로 1970년대의 수치보다 훨씬 낮다.[4]

임질은 충격적일 정도로 전염성이 강하다. 한 번의 질 성교(이를 실행하는 사람들의 경우)에서 병에 걸릴 위험은 질이 있는 사람들의 경우 70퍼센트, 음경이 있는 사람들의 경우 30퍼센트다. 비교하자면, 클라미디아 감염의 위험은 한 번 성적 접촉할 때마다 10~20퍼센트이며, 많은 사람이 두려워하는 바이러스인 HIV의 경우 위험률이 약 0.1퍼센트로 매우 낮다.[5] 그리고 임균은 부위를 가리지 않는다. 대부분 점막에서 번성하며 직장, 질, 목, 요도, 눈에 감염을 일으킬 수 있다. 구강성교 중에 콘돔을 사용하는 사람은 거의 없고, 임질은 목구멍을 통해 감염이 발생할 때 증상을 덜 일으키기 때문에 목구멍의 임균은 조용한 질병 저장소 역할을 할 수 있다.

임균은 점막 간의 직접적인 접촉을 통해 감염되기 때문에, 균이 어떻게 목구멍이나 항문으로 가게 되는지 아는 데는 높은 상상력이 필요하지 않다. 그러나 이 질병은 간접적으로 전염될 수도 있다. 일부 연구에서는 항문 성교를 하지 않은 남성의 항문에서 임균이 발견되기도 했다. 눈을 통한 감염은 금지된, 액이 떨어지는 물건을 만진 후에 손가락에 임균이 생기면 발생할 수 있다. 또한 아기들은 태어날 때 엄마의 점막과 직접 접촉함으로써 눈 임질에 걸릴 수도 있다.

불행히도, 임균은 염증을 일으키고 각막을 죄다 먹어 버리는 특별한 재능이 있다. 다행스럽게도 요즘에는 임질성 안구 감염이 거의 없지만 19세기에는 매우 흔했다. 출생 시 유럽 어린이의 10퍼센트가 임질에 걸렸으며, 그중 3퍼센트는 실명했다.[6]

독일의 산부인과 의사이자 성병학자인 카를 지그문트 프란츠 크레데(수염이 화려하고 출산 여성에게서 태반을 더 빨리 제거하는 방법인 크레데 태반 압출법으로 잘 알려져 있다)는 1879년에 임질성 실명의 현명한 해결책을 내놓았다. 그는 모든 신생아의 눈에 은 화합물을 함유한 용액을 떨어뜨리기 시작했다. 은은 세균을 죽이므로 이 시점에 이미 오랫동안 의학적 목적으로 사용되고 있었다. 1882년에 노르웨이 병원에서는 은을 주성분으로 하는 용액을 신생아의 눈에 떨어뜨리는 관행(크레데 점안)이 표준 조치로 도입되었다. 1958년~1984에 노르웨이에서는 임질이 너무 흔해 이 절차가 의무화되어 모든 신생아에게 실시되었다.[7]

음경 검사하기

무거운 종이 두루마리를 어깨에 메고 비틀거리며 사무실로 돌아왔을 때, 에른은 여전히 구석의 가림막 뒤에서 바지를 내린 채 서 있었다. 나는 두루마리를 검사대 틀에 고정하고 사용하지 않은 윤기 나는 종이 한 장을 떼어 테이블 위에 놓았다.

「이제 누우셔도 돼요.」내가 말했다.

에른은 눈을 꼭 감은 채 등을 대고 누웠다.

「괜찮으실 겁니다. 하지만 팬티도 벗어 주셔야 해요.」

「오, 알았어요.」에른이 팬티를 허벅지 아래로 끌어 내리며 말했다. 「이렇게요?」

「잘하셨어요.」내가 말했다.

나는 그의 고귀한 신체 부위에 눈부신 전등을 들이대며 에른의 큰 문제를 자세히 들여다보았다. 그의 요도에서 그 많은 티슈를 더럽혔던 걸쭉한 황록색 액체가 스며 나왔다.

나는 장갑을 끼고(성병에 대한 내 애정에는 한계가 있다) 그의 사타구니를 검사했다. 피부 아래에 딱딱하고 부드러운 돌기, 즉 림프샘이 확대된 것이 보였다. 림프샘은 면역 체계의 보초 역할을 한다. 면역 체계가 활성화되면 ─ 가장 확실하게 인체에 강력하고 고름을 유발하는 요도 감염이 있을 때 ─ 림프샘이 커지고 부드러워진다.

다음으로 할 일은 에른의 음낭을 만지는 거였다.

「성기에 성병을 감염시킨 심각한 결과 중 하나는, 균이 몸을 타고 위로 올라갈 수 있다는 거예요.」내가 말했다.

「몸으로요?」에른이 물었다.

「정말로 그런 일이 일어나는 걸 원하지 않겠죠? 이것 좀 봐요.」

내가 남성 성기와 골반 장기의 단면을 보여 주는 벽에 붙은 해부학 포스터를 가리켰다. 에른은 마지못해 내 손가락을 따라 시선을 옮겼다.

「처음에는 요도를 타고 올라와서 전립샘까지 밀고 나갑니다.」

내가 설명했다. 「그런 다음 두 개의 정삭 중 하나로 나오는데, 정삭이란 골반 부위를 따라 고리 모양으로 이어져 있다가 부고환 중 한 곳으로 흘러가는 줄이에요.」

부고환은 돌 위의 민달팽이처럼 고환 중 하나 위에 놓여 있는 두 개의 작은 기관이다.

「거기서 무슨 일이 일어나죠?」에른이 물었다.

「일단 저 안에 들어가면 부고환염이라는 감염을 일으킬 수 있어요. 그렇게 되면 음낭 한쪽이 부풀어 오를 거예요. 정말 엄청나게 커질 수 있고 쥐어짜면 아플 수 있어요.」

내가 에른의 음낭을 부드럽게 쥐어짜 보니 고환이 부드럽고 크기가 정상임을 알 수 있었다. 다음에는 부고환에 혹이 있는지 확인해 봤지만 모든 것이 정상인 것 같았다.

「아프세요?」내가 신중히 처리하려고 물었다.

에른이 고개를 저었다.

나는 뒤에 있는 수레에서 끝이 납작한 길고 가느다란 주걱 같은 금속 기구를 고른 후 포장지에서 꺼냈다.

「그걸로 뭐 하시려고요?」에른이 물었다.

「분비물 샘플을 채취하려고요.」

에른이 흠칫 놀랐다.

「아프지 않을 겁니다.」에른이 내 말을 믿지 않을 거 같았지만 안심시켰다.

내가 만나는 많은 남자처럼, 그도 성병 검사(주로 컵에 소변보는 일을 포함한다)가 성기 깊숙한 곳에 탐침을 삽입하는 침습적이고 고통스러운 절차가 될까 봐 두려울 것이다.

「신선한 샘플이 필요하거든요.」 내가 말했다. 「아주 깊이 들어가지는 않을 거예요. 두려워할 필요 없어요.」

「알겠어요.」 에른이 눈을 감으며 말했다. 「하세요.」

나는 그의 요도 입구 바로 안쪽에 주걱의 끝을 끼워 넣고 분비물 방울을 모아 작은 유리 슬라이드 위에 얇게 문질렀다. 그 후에 나는 흡수 팁이 달린 두 개의 샘플 면봉을 가져와서 각각에 소량의 분비물을 묻혀 나사 뚜껑이 있는 시험관에 넣었다.

「보셨죠? 잘 진행되었어요!」

에른은 아무 말도 하지 않았지만, 내 생각에는 안심한 것 같았다.

「이제 옷 입으셔도 돼요. 그럼 제가 가서 무슨 문제인지 확인해볼게요.」

당연히 나는 항생제가 없던 시대에 병이 났다면 성기 깊숙이 탐침을 삽입하는 것이 그의 운명이었을지 모른다고 그에게 말하지 않았다.

요도에 사용하는 부지bougie는 대개 둥근 구형 팁이 달린 가늘고 긴(음경보다 약간 긴) 막대와 같은 기구다. 〈부지〉라는 단어는 프랑스어로 양초를 뜻하는데, 부지가 약간 양초(또는 그 물질로 만든 길고 얇은 다른 물건)처럼 보이고, 오랜 세월 동안 이러한 기구들이 나무, 금속, 플라스틱과 같은 재료뿐만 아니라 왁스로도 만들어져서 이 단어를 사용한다.

무딘 머리와 좁은 몸통을 가진 이 기구를 힘을 꽉 주며 누르면 요도(또는 신체의 다른 개구부)에 삽입할 수 있으며, 구멍을 내기 위해 원하지 않는 부위를 새로 자르거나 세게 누를 위험이 크지 않다. 기구로 요도의 자연적인 경로를 따라가면 멈춰지는 때가 온다. 그때 의사는 배관공이 그러듯이 막힌 부분을 제거하고 좁은 부분을 확장하여 앞으로 더 밀고 나갈 수 있다.

요도에 임질이 발생하면 면역계와 공격적인 임균이 전투를 시작한다. 이 전투가 염증을 일으키는 원인이다. 면역 체계의 목표는 침입자를 제거하고 파괴하는 것이지만, 열띤 전투로 인체 세포도 해를 입는다. 손상된 점막은 새로운 방식으로 치유될 수 있다. 요도가 좁아지거나 최악의 경우 요도가 막힐 수 있다. 그리고 의사가 아니더라도 그것이 왜 바람직하지 않은 결과인지 알 수 있다.

항생제가 보급되기 전에는 많은 임질 환자가 요도가 막혀 고통을 받았다. 성병 부서 전체가 철조망으로 둘러싸여 있었던 과거에는 막힌 관을 뚫는 일이 오슬로 대학 병원에서 정기적으로 시행된 절차였다. 슬프게도 내 생각에 그 철조망은 사람들을 막기 위한 용도가 아니었던 것 같다.[8]

부지는 임질의 결과뿐만 아니라 이 질병 자체를 치료하기 위해서도 사용되었다. 1913년 신문 기사에서 두 명의 외과 의사가 멋진 새로운 비결을 설명했다. 임균이 고온을 견딜 수 없다는 것은 이미 상식이었다. 실험실 실험에서는 섭씨 40도에서 균이 죽었지만, 더 높은 온도는 분명히 훨씬 더 효과적일 터였다. 그리고 요도의 내부와 같은 좁은 신체 영역은 전신보다 훨씬 더 높은 온도를 감내할 수 있을 것이다. 실제로 외과의들은 요도 온도를 45도로 여섯 시간 이상 유지하는 것이 대단히 효과적이며 거의 손상을 입히지 않을 거로 생각했다. 그들은 속이 빈 은색 부지 하나를 다른 부지 속에 넣었다. 바깥쪽 부지는 한쪽 끝에만 구멍이 있었지만, 안쪽 부지는 양쪽 끝에 구멍이 있어 물이 자유롭게 흘러 바깥쪽 부지로 흘러 들어갈 수 있었다. 그들은 물이 장치를 통과하는 동안에 차가워지는 것을 방지하려고 45도보다 약간 높은 온도로 물을 가열한 다음 두 개의 부지와 고무 튜브를 연결하여 물을 안팎으로 전달하여 일정한 흐름과 온도를 만들어 냈다. 그 후 부지를 음경에 쑤셔 넣고 그대로 두었다. 이 방법을 시도하려는 다른 사람들에게 경고하는 의미에서 저자들은 온도가 더 높으면 환자의 요도에 심각한 화상을 입힐 수 있다고 언급했다.[9]

나는 잘 놀라는 사람이 아니지만, 여섯 시간 동안 요도를 데운다고 생각하니 약간 속이 메스꺼워진다. 그 과정이 끔찍하게 불편할 것 같기 때문만은 아니다. 이 점진적인 가열 과정은 수비드* 방식으로 천천히 부드럽게 만드는 요리를 떠올리게 한다. 어쨌든

* 고기 따위를 진공 상태로 밀봉하여 낮은 온도의 물에 넣고 천천히 숙성시켜 조리하는 방법.

우리의 살은 돼지나 소보다 열 처리에 더 강하지 않다.

임질만큼 강한

임질의 가장 좋은 점 — 이 끔찍한 질병조차도 희망이 있다 — 은 내가 행한 검사 결과를 항상 기다릴 필요가 없다는 것이다. 때때로 나는 혼자 진단을 내릴 수 있다.

나는 에른의 분비물이 담긴 작은 유리 슬라이드를 들고 복도를 가로질러 현미경이 있는 실험실로 들어갔다. 나는 보호용 천 싸개를 벗기고 스위치를 켠 다음 앞에 있는 의자에 앉았다. 임질의 존재를 증명하는 데 필요한 장비는 모두 구식이다. 임질을 발견한 독일의 의사이자 세균학자 알베르트 나이서(그래서 이름이 나이서 임질이다)는 1878년에 내가 막 실시하려는 검사와 거의 같은 방식으로 전형적인 성병 증상이 있는 남성과 여성 35명의 고름과 분비물에서 임균을 발견했다.

나는 먼저 슬라이드를 작은 불꽃에 한 번 통과시켰다. 목표는 불꽃에 의해 도말이 손상되지 않고 분비물을 말리고 유리 표면에 고정하는 것이다. 그리고 점적기가 있는 작은 유리병을 열어 메틸렌 블루라는 염료를 건조된 분비물 패치에 발랐다. 나는 싱크대에서 남은 염료를 씻어 낸 다음, 말라붙은 분비물이 닦이지 않게 조심하며 유리 슬라이드를 티슈로 닦아 말렸다. 파란색 염료는 미생물의 미세한 세계를 더 쉽게 볼 수 있도록 한다.

성병학은 현미경을 정기적으로 사용하는 데 돈을 지급하는 분야 중 하나이며, 나는 그 실용성을 즐긴다. 무엇보다도 수백 년 전에 이루어진 발견을 바탕으로 현미경은 내가 다른 성병으로 인한 임질과 골반 염증을 진단하고 효모 감염이나 세균성 질염과 구별할 수 있게 해준다.

낮은 해상도에서는 이미지가 혼란스럽게 보인다. 다양한 크기와 여러 파란색 음영의 점과 얼룩으로 가득하다. 그러나 확대해보면 다양한 세포와 세균을 쉽게 구별할 수 있다. 에른의 요도에서 나온 피부 세포가 보였다. 세포는 달걀프라이를 닮았으며 진행 중인 감염을 처리하기 위해 나타난 융단 모양의 백혈구가 보였다. 백혈구는 작고 구형이며 큰 다핵을 가지고 있다. 나는 에른의 요도에 심각한 염증이 있다는 확실한 신호인 백혈구에만 관심이 있는 게 아니었다. 운이 좋으면 내가 임균 자체도 찾을 수 있을 것이다.

현미경으로 표본을 검사할 때 보면 세균은 서로 구별할 수 있는 표지를 지닌다. 막대 모양으로 생긴 분열균인 바실루스(간균)와는 달리 임균은 둥근 모양의 세균인 구균이다. 임균은 완벽한 구형은 아니지만, 커피콩처럼 보인다.

또 다른 표지는 균들이 서로의 위치를 정하는 방식이다. 클러스터로 알려진 무질서한 덩어리로 배열되는 균이 있는가 하면, 줄이나 사슬로 배열되는 균도 있다. 예를 들어, 나는 연쇄상 구균(사슬)과 포도상 구균(줄)의 차이점을 쉽게 알 수 있다.

그러나 임균은 쌍으로 배열되어 있을 때 가장 행복하다. 쌍구균diplococci으로 알려진 균이다. 디플로라는 단어는 그리스어로 〈이중〉을 뜻하며, 에른의 도말에서 이 쌍들을 어디에서나 발견할 수 있었다. 매끄러운 곡선 끝은 바깥쪽, 평평한 끝은 안쪽을 향해 두 개씩 단단히 묶여 있는 것이 보였다. 그중 일부는 여전히 백혈구 밖에 있지만, 대부분은 그것들을 먹으러 출동한 백혈구 세포의 배에 있었다. 에른에게는 불행하게도 백혈구의 전략이 크게 성공하지 못했다.

난 임균을 존중한다. 아마도 그런 해로운 균을 존중한다는 게 이상하게 들릴지 모르지만, 임질보다 더 열심히, 더 지능적으로, 그리고 더 큰 결단력으로 일하는 세균은 거의 없어서, 그런 말을 들을 자격이 있다고 생각한다. 하지만 임균은 나를 두려워하게 만들기도 한다. 그건 의심의 여지가 없다.

　우리 몸은 수백만 개의 세포로 이루어져 있지만, 세균은 단세포 생물이다. 세균은 단순하지만 확실히 살아 있다. 인체 세포처럼, 지구상의 다른 모든 생명체와 마찬가지로 세균에는 정확히 세균을 만드는 비결로 작용하는 유전 물질이 들어 있다. 그 유전자는 액체에 잠겨 모든 것을 하나로 묶어 주는 지방 물질의 얇고 습한 세포막에 담겨 있다. 나는 그것이 에른과 같은 불운한 사람들의 요도에 정착하기를 열망하는 작고 악의적인 물풍선이라고 상상하기를 좋아한다.

　내가 생각하는 임균의 가장 놀라운 점은 세포막의 바깥 표면에 있다. 임균은 필리(털)라고 하는 머리카락과 같은 돌출부로 덮여 있으며, 이를 갈고리처럼 사용한다. 임균은 길고 가느다란 털을 내뿜어 질이나 요도의 점막을 단단히 움켜잡는다. 우리로서는 털이 들러붙지 않는 편이 훨씬 나은데 말이다. 그러고 나서 균이 털을 끌어당겨 넣는다. 진공청소기의 오른쪽 버튼을 누르면 진공청소기의 전기선이 빨려 들어가는 것과 비슷하다. 이 버튼은 임균을 세포막 쪽으로 끌어당긴다. 세상에서 가장 역겨운 스키 리프트처럼 말이다.

임균의 털은 환상적이다(우리가 아닌 그들에게). 털의 움직임은 세계에서 가장 강력한 생물학적 모터로 구동되어, 임균의 털은 자체 무게의 10만 배를 운반할 수 있다.[10] 비교하자면, 내가 내 몸무게의 10만 배를 끌 수 있다면 흰긴수염고래 35마리를 끌고 다닐 수 있을 것이다. 그리고 나는 열심히 일하면 불가능한 일이 거의 없다는 걸 배웠지만, 〈임질처럼 강한〉은 내게 버거운 제목임을 인정할 수밖에 없다. 나는 겨우 흰긴수염고래 한 마리 무게의 0.016퍼센트를 운반할 수 있을 것이다.

질과 요도의 내부에는 액체가 끊임없이 흐르고 있어, 이 털이 없었다면 세균을 씻어 낼 수도 있었다. 임균은 거머리처럼 털의 갈고리를 파고들어 오줌이나 분비물로 씻겨 나가지 않는다.

임균이 대단히 강력해지면 균이 점막의 얇은 바깥층으로 기어올라 깊숙이 자리 잡는다. 그곳에서 균은 성경에 나오는 〈나가서 번식하라〉라는 명령에 따르는 듯 계속해서 분열한다. 인체는 무언가가 끓어오르고 있다는 걸 재빨리 알아차리고, 세균을 게걸스럽게 먹어 치워 무력화하는 전문가인 백혈구를 소환한다.

면역 체계가 작동하면 우리의 적인 세균에게는 보통 나쁜 소식이지만 임균에게는 그렇지 않다. 임균은 인체가 던질 수 있는 모든 것에 매우 잘 대처한다.

백혈구는 임질을 사탕 먹듯 게걸스럽게 먹어 치우며 활발하게 출발한다. 그래서 임질을 찾으면 백혈구 안에 작은 커피콩 모양의 쌍구균 덩어리가 보이는 것이다. 그러나 백혈구가 미친 듯이 먹잇감에 달려들어도 두 가지 이유로 감염을 막지 못한다. 첫째, 많은 임균이 빠져나갈 수 있다. 털의 움켜쥐는 힘이 강력해서 면역 세포의 탐식이 더 어려워진다. 두 번째로, 삼켜진 많은 임균이 살아남는다. 식탐이 많은 면역 세포는 위장에 세균을 죽이는 단백질을 가지고 있지만, 임균은 그것들을 조각낼 수 있다. 그리고 임균 중 하나라도 상처를 입으면, 균들은 협력해 생존하는 데 천재적인 능력을 발휘한다. 균들은 서로 유전자를 빌려 자신의 손상된 부분을 복구한다.

살아남은 임균은 면역 세포 내부에서 계속 분열하여 결국 트로이 목마처럼 된다. 마침내 면역 세포가 탈진하여 죽어 세포막이 녹으면 건강한 임균이 홍수처럼 쏟아져 나와 더 큰 혼란을 일으키게 된다.

일반적으로 백혈구는 전에 만난 세균을 다음번에 마주칠 때 알아보고 더 맹렬히 공격할 수 있어, 시간이 지나면서 면역 체계가 질병 퇴치를 점점 더 잘하게 된다. 임질의 문제는 그것들이 분장 놀이를 잘한다는 거다. 균들은 보이는 단백질을 재배치해 다음 번에 만났을 때 면역 체계가 알아보지 못하게 만든다.

「임질이에요.」 진료실로 돌아가서 내가 에른에게 말했다. 「제가 확인했어요.」

내가 소름이 끼치고 치명적이며 교활한 임균 이야기를 하는 중세 시인처럼 느껴졌다. 임균은 그의 요도 내부를 피투성이 진창의 전쟁터로 바꾼 세균이자 그의 눈을 멀게 하거나 요도를 막을 수도 있었지만, 지금은 내가 홀로 소멸시키려는 세균이었다.

「이제 어떻게 하나요? 어떻게 없애죠?」

「치료받으셔야죠.」

「어떤 치료요?」

나는 다행히도 뜨거운 물로 가득 찬 부지를 요도에 쑤셔 넣을 것이라고 말하지 않고 항생제를 먹을 것이라고 알려 줄 수 있었다. 또한 그는 오래전에 고인이 된 내 동료들이 했던 다른 특이한 치료를 견디지 않아도 될 터였다.

17세기에는 많은 의사가 약초에 의지했다. 수련, 딸기, 제비꽃 시럽, 민들레, 파슬리 양치류, 북바위고사리를 넣은 복잡하고 거의 마녀의 수프 같은 약을 〈밤낮으로 매시간〉 먹어야 했다.[11]

만약 마법의 술이 효과가 없다면, 남자들은 따뜻한 소젖 양동이에 페니스를 담근 채 오줌을 누면서 고통을 덜려고 했을 것이다. 19세기 후반에는 인도네시아 고추의 일종인 자바 후추와 특별한 남미 나무에서 추출한 진통제인 코파이바 발삼으로 임질을 치료했다. 우리가 현재 니스와 바이오 디젤을 만드는 데 사용하는 코파이바 발삼에 감초를 섞어 강렬한 맛을 감췄다.

그것도 도움이 되지 않는다면(그리고 내가 말할 수 있는 건, 그런 일은 거의 일어나지 않았다는 점이다) 실험적인 수술부터 한 번에 며칠씩 계속되는 성기 목욕에 이르기까지 모든 방법을 시도하면서 의사들의 창의력이 폭발했다.

하지만 이제는 아니다. 다시 말하지만, 가난한 시대의 비참했던 방식과는 달리 에른은 항생제를 투여받을 것이다.

「항생제요?」에른이 코를 찡그리며 단어를 다시 말했다.

「네.」내가 말했다.「문제 있어요?」

「효과가 있을까요?」

「그럼요.」

「정말요?」

현대의 환자인 에른은 내가 실험실에 있을 때 구글을 검색하며 시간을 보냈다. 그는 이른바〈슈퍼 임질〉에 관한 기사를 여러 개 읽었다. 슈퍼 임질이란 우리가 사용하는 모든 항생제에 대처할 수 있는 다제 내성균이다. 그래서 그가(고백하건대 나처럼) 상당히 겁을 먹고 있었다. 그는 다시는 건강을 회복하지 못할 수도 있느냐고 물었다.

「이 대목에서 스트레스를 받게 되네요.」 그가 말했다.

「그럴 필요 없어요.」 내가 말했다. 「괜찮으실 겁니다.」

우리는 아직 노르웨이에서 슈퍼 임질의 사례를 보지 못했지만, 미래의 임질 환자들이 두려워할 이유가 분명히 있다.

우리가 처음 항생제로 치료하기 시작한 이후, 그 끈질기고 열심히 일하는 임균은 하나씩 6여 종의 항생제 계열에 대한 내성을 갖게 되었다. 우리가 수십 년 동안 같은 약으로 치료해 온 매독균과는 달리, 임균은 너무 잘, 그리고 너무 빨리 적응하는 탓에 우리가 따라잡으려고 무진 애를 썼다. 에른의 분비물에서 내가 채취한 샘플 중 하나는 에른의 특정 세균이 항생제 내성이 있는지, 내성이 있다면 어떤 종류의 항생제에 내성이 있는지 확인할 수 있다. 따라서 필요한 경우 그의 치료를 맞춤화할 수 있다.

나는 에른이 오늘 받을 표준 임질 치료법이 효과가 있기를 바라고 그럴 거로 믿는다. 그러나 어느 날(불편할 정도로 가까운 미래에) 나는 더 이상 오늘처럼 불안해하는 환자들을 차분히 안심시키며 대답할 수 없을 것이다. 항생제 내성은 오랫동안 예측된 건강 위기이며 우리 시대의 큰 도전 중 하나다. 내성 발달을 늦추기 위해서는 항생제를 아껴 써야 한다. 우리는 상식과 존중으로 항생제를 다루어야 한다. 만약 슈퍼 임질이 퍼져 이 세균들이 흔해진다면, 아마 우리는 부지와 따뜻한 우유 양동이를 다시 볼 수 있을지도 모른다.

곧 나는 항생제 가루와 액상 마취제를 섞은 다음 혼합물을 에른의 엉덩이 근육에 천천히 주입할 것이다. 며칠 후에 내가 채취한 샘플의 검사 결과에서 에른이 임질에 걸렸고 그의 임질이 치료할 수 있는 유형에 속하며, 그래서 분비물을 뚝뚝 흘리는 에른의 악몽이 끝날 것임을 확인할 것이다.

어쨌든 지금은 그렇다. 그러나 그가 다시 병에 걸릴 수도 있다. 우리 의료 종사자들이 명확하고 실질적으로 의사소통을 수행해서 〈예방 작업〉을 해야 하는 것도 그 때문이다.

나는 심호흡하며 엄숙한 목소리로 말했다. 「콘돔을 쓰는 게 타당하다는 건 알고 있죠, 에른?」

그가 고개를 숙이며 대답하지 않자, 나는 콘돔이 실제로 어떻게 임질을 예방하는지 설명하기 시작했다. 콘돔은 한때 돼지 내장이나 양의 방광으로 만들었고 리본으로 가운데를 묶었다(이때 에른의 볼이 초록빛으로 물들었다).

「임질은 점막 간의 접촉을 통해 전염되어요.」 내가 말했다. 「하지만 콘돔은 장벽처럼 작동하죠! 세균의 갈고리가 제대로 움켜쥘 수가 없어요.」

「저도 콘돔 사용법을 알아요.」 에른이 짜증스럽게 말했다.

「나갈 때 좀 가져가실래요?」 내가 책상 위에 넘칠 듯한 유리병을 가리키며 물었다.

에른은 몇 개를 집어 들고 나서야 콘돔 사용이 타당하다는 걸 안다고 말했다. 「저도 잘하려고 노력해요.」 그가 말했다.

「아마 그렇겠죠. 하지만 임질은 전염성이 강하다는 걸 기억해야 해요.」

「한 가지는 확실하게 말씀드릴 수 있어요. 이제 확실히 콘돔을 더 잘 사용할 겁니다. 이런 일을 다시 겪고 싶지 않으니까요.」

「또 봐요.」내가 그를 사무실 밖으로 안내하면서 말했다. 「필요할 때 우리를 찾으세요.」

제2장
민감한 문제

헤르페스에 관한 약간의 지식

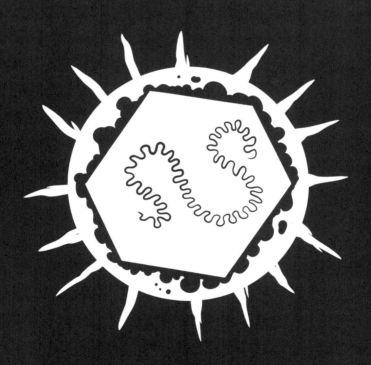

여인의 입술 위를 지나가면 당장에 키스하는 꿈을
꾸게 되지. 하지만 매브는 그 여인들 입에서 사탕
맛이 난다며 곧잘 성을 내고 입술에 물집을 만들어
놓는다네.

— 셰익스피어,『로미오와 줄리엣』1막 4장

헬레네의 성기는 지난 며칠 동안 정말 아팠다. 이제 그녀가 산부인과 의자에 등을 기대고 앉아 있으니 원인은 분명하다. 그녀의 생식기는 빨갛게 부어 있으며, 피부와 점막에는 탱탱하게 성난 물집 무리와 선명하게 윤곽이 드러난 염증이 흩어져 있다.

나는 장갑을 낀 손가락으로 그녀의 바깥쪽 음순을 부드럽게 만지면서 벌려 요도 개구부와 질이 위치한 안쪽 음순 사이의 영역인 질어귀에 염증이 더 있는지 확인했다. 염증에서는 진물이 나와 분비물과 섞여 있었고, 묽고 옅은 노란색 액체에 핏줄기가 보였다.

헬레네는 내가 실수로 염증 하나를 건드리자 고통스러워했다.

「아파요.」 그녀가 말했다.

「알아요. 미안해요.」 내가 말했다.

「괜찮아요.」

나는 흡수 팁이 달린 면봉을 꺼내고 샘플을 채취하겠다고 말했다.

「좀 불편할 거예요.」 나는 이렇게 말한 후에 면봉으로 물집과 염증 부위를 부드럽게 문질러 흘러나오는 액체를 흡수했다. 물집이 몇 개 터지자 헬레네가 훌쩍거렸다. 이 병은 정말 끔찍할 정도로 고통스러울 수 있다.

「확실히 헤르페스에 걸린 것 같아요.」 나사 뚜껑이 달린 테스트 튜브에 면봉을 집어넣으며 내가 말했다. 나는 헬레네의 생식기를 수건으로 덮고 헬레네가 미끄러져 내려올 수 있도록 산부인과 의자를 내렸다.

헬레네는 가림막 뒤에서 뒤적거리며 내가 손을 씻는 동안 아무 말도 하지 않았다. 그러나 그녀가 나타나 내 책상 옆에 앉았을 때는 마치 초상을 당한 얼굴이었다.

「헤르페스에 대해서는 들어 봤겠죠?」

「네.」 그녀가 대답했다.

나는 어쨌든 헤르페스가 무엇인지 말해 주었다. 피부와 점막에 물집이 생기는 질병이라고 말이다. 물집이 터져서 염증이 생긴 다음에는 말라서 작은 딱지가 되어 결국 떨어져 나간다. 헤르페스는 바이러스 감염으로 발생한다. 약간 다른 두 가지 변종이 있는데, 둘 다 헤르페스 단순 바이러스 제1형과 제2형으로 알려진 이 병을 일으킨다. 지금처럼 성기 헤르페스에 걸린 환자를 진찰할 때는 그들이 어떤 바이러스에 감염되었는지 바로 알 수는 없다.

「헤르페스는 정말 흔해요. 우리 중 절반 이상, 아마도 80퍼센트 정도는 어린 시절 입에 헤르페스 제1형에 감염되고, 젊은 성인 3명 중 거의 1명이 생식기에 헤르페스 제2형에 감염되어요.」 내가 말했다.

제1형은 구강성교 때문에 최근 몇 년 동안 생식기 포진의 더 흔한 원인이 되었으며, 제2형은 드물게 구강 헤르페스를 일으키지만, 발병 횟수가 적고 병이 약간 가벼울 수 있다. 즉, 두 개의 헤르페스 유형 모두 신체의 완전히 다른 영역에서 감염을 일으킬 수 있다.

「정말 운이 나쁜 사람들은 눈 헤르페스에 걸리기도 해요. 혹은 운이 나쁜 치과 의사는 손가락에 감염되어요.」 내가 말했다.

「대체 제가 왜 치과 의사의 손가락에 신경을 쓰겠어요?」 헬레네가 내 말을 가로막았다.

그녀 말이 지당하며 내가 요점을 벗어나면 안 된다고 내가 말하려고 할 때 그녀가 갑자기 울음을 터뜨렸다. 내가 티슈 한 상자를 헬레네 쪽으로 밀었고 그녀가 세 장을 썼다.

「내가 헤르페스에 걸릴 리가 없어요.」 그녀가 코를 훌쩍였다.

「왜죠?」 내가 물었다.

「같이 잔 사람 중에 그런 사람은 없어요.」

「어떻게 알죠?」

「왜냐하면, 내가 봤으니까요!」 헬레네가 사타구니를 향해 손을 흔들며 말했다.

「그렇지 않아요. 보지 못했을 거예요.」내가 말했다.

일주일 전 어둡고 폭풍우가 몰아치던 밤, 사랑하는 커플(헬레네와 우리가 모하마드라고 부를 잘생긴 변호사)이 세 번째로 데이트했다.

거리에서 모하마드를 만나 헤르페스에 걸렸느냐고 묻거나 헬레네에게 헤르페스를 옮겼다고 비난한다면 그는 부인할 것이고, 자신은 진실을 말한다고 믿을 것이다. 모하마드는 피부에 물집이 생긴 적이 없었고, 헬레네와 함께 외출했을 때도 물집이 없었다. 하지만 불행하게도 그렇다고 헤르페스에 걸리지 않았다는 뜻은 아니다.

「헤르페스의 이상한 점 중 하나는, 헤르페스에 걸린 사람들이 대부분 모른다는 거죠.」내가 말했다.

미국인 4명 중 1명꼴로 헤르페스 제2형 항체를 가지고 있는데, 이는 그들이 감염되었고 바이러스의 매개체라는 것을 의미하지만, 40명 중 1명만이 물집을 동반하며 실제로 발병한다.[2]

「그리고 문제는, 사람들이 자신도 모르게 병을 옮길 수 있다는 겁니다.」내가 계속 말했다.

헬레네와 모하마드가 함께 잤을 때, 헤르페스 바이러스가 자연스럽게 모하마드의 피부에서 헬레네의 피부로 옮겨 갔다. 그들의 신체 접촉으로 헬레네의 점막에 작은 구멍이 만들어져 헤르페스 바이러스가 더 쉽게 침투할 수 있었다.

헬레네가 뭔가를 알아차리는 데는 며칠이 걸렸다. 우선 허벅지에서 누군가가 간지럽히는 듯 따끔따끔한 느낌이 들었고, 그 후 가려움으로 바뀌었다. 그녀의 피부 세포가 헤르페스 바이러스에 의해 파괴되면서, 첫 번째 물집이 생겼다.

언제나, 그리고 영원히

비록 헤르페스 바이러스가 처음에는 피부 문제를 일으키지만, 결국 균의 새롭고 영원한 고향이 되는 곳은 신경계다. 고대 그리스어에서 유래한 헤르페스herpes라는 단어는 〈기다creep〉라는 뜻이다. 아마도 발병하기 전에 피부에 따끔따끔한 느낌이 들기 때문일 것이다. 그러나 이 이름은 또한 바이러스의 중요한 특징 중 하나를 설명한다.

「사람들이 감염되면 헤르페스 바이러스가 피부의 신경 말단을 찾아내요.」내가 헬레네에게 말했다.

「그런 다음 신경을 밧줄 사다리 삼아 피부에서 몸으로 더 깊이 기어들어 가요. 결국, 척수 바로 바깥에, 신경절이라는 곳에 모여 있는 뉴런 세포체에 도달해요. 여기가 균이 정착하는 곳이죠. 사람이 생식기 감염에 걸리면 골반 부위의 천골 신경절에 방문객이 생기는 거죠. 입안에 감염되면 인후 신경절에도 같은 일이 일어나요. 헤르페스 세포는 영원히 그곳에 머물기 위해 숙주 세포의 죽는 능력을 비활성화시켜요.」

「정말로 영원히 머무는 건 아니죠?」헬레네가 이의를 제기했다.

「정말로요. 헤르페스는 무덤까지 따라가요.」내가 말했다.

「하지만 난 평생 이렇게 살 수는 없어요!」

「걱정하지 마요. 그런 일은 안 생길 테니까요.」

균이 뉴런 안에서 가만히 있는 한 아무런 문제도 일으키지 않고 전염성도 없다. 그러나 때때로 균이 잠에서 깨어나 산책하러 나가기로 결심한다. 안으로 기어들어 갈 때 이용했던 그 신경을 따라 올라가면서 균이 피부 표면으로 기어 나온다.

「일단 피부에 닿으면 감염 부위에 물집과 염증이 새로 생기거나 다른 사람에게 전염될 수 있어요.」

「그런데 너무 아파요. 증상이 심해질까요?」

「사람마다 달라요. 하지만 당신이 지금 겪고 있는 고통, 첫 발병은 최악이 될 거예요. 지옥처럼 아프고 몇 주 동안 계속될 수 있어요. 어떤 사람들은 독감이나 다른 바이러스 감염처럼 고열과 근육통을 겪기도 하는데, 결국 꽤 아프게 돼요. 또 어떤 사람들은 성기가 너무 아파서 소변을 보는 데 어려움을 겪기도 해요.」

「농담이시죠?」헬레네가 말했다.

「아니에요.」내가 말했다. 「하지만 제가 몇 가지 약을 줄 거예요. 항바이러스 물질을 함유한 알약인데 발병 기간을 단축하고 고통을 덜어 줄 겁니다.」

「하지만 약이 병을 없애진 않잖아요.」

「맞아요, 계속 헤르페스가 있을 거예요. 그리고 때때로 새로 발병할지도 몰라요. 고통스럽고 짜증 날 수 있지만, 대개 시간이 지날수록 증상이 약해지고 빈도가 줄어들어요. 많은 사람이 더 이상 전혀 발병하지 않고, 발병해도 약간의 가려움만 느끼는 사람들도 있어요.」

나는 그녀에게 헤르페스 발병은 종종 몸이 아플 때 일어난다고 말했다. 「그래서 구강 헤르페스를 종종 입가에 나는 감기 발진이라고 불러요. 다른 일반적인 원인은 피부 손상이나 마찰, 월경 또는 일광욕이에요.」

대답 없이 그녀는 상자에서 티슈 세 장을 더 꺼내 코를 풀었다.

「지금 중요한 것은 자기에게 감염시키지 않는 거예요.」 내가 말했다.

「무슨 뜻이죠?」 헬레네가 물었다.

「생식기를 만지지 말고 눈을 비비지 마세요. 자기 몸에 감염시킬 수 있으니까요. 손을 잘 씻고요.」

「세상에나. 내 눈을 감염시킬까 봐 평생 걱정해야 한다고요?」

「아니에요, 그게 아니에요.」 내가 말했다. 「지금만 몸에 감염시킬 수 있어요.」

헤르페스 바이러스는 몸에 백신과 약간 비슷하게 작용한다. 만약 사람들이 입안에 감염되면, 항체가 생성되어 신체의 다른 부분, 예를 들어 생식기에 같은 바이러스가 다시 감염될 수 없다.

「하지만 첫 발병기에는 몸이 아직 항체를 만들어 내지 못해요. 그러니 모든 점막이 좋은 목표물이죠. 나중에 세균을 방어할 수 있을 거예요. 다른 바이러스 종에 감염되지 않는다면요. 둘 다에 감염될 수 있지만, 다행히도 어느 정도 서로 방어하는 효과가 있어요. 바이러스 중 하나에 감염되면 대부분 다른 바이러스가 심각하게 발병하지 않아요.」

헬레네가 눈물을 글썽이며 나를 바라봤다.

「약을 먹으면 금방 나아질 거예요.」 내가 말했다.

「진통제 젤 처방전도 써줄 테니 사용해 보세요. 그러면 흉터 없이 피부가 잘 나을 거예요. 또 물어보고 싶은 게 있나요?」

헬레네는 대답하지 않았다.

「괜찮을 거예요.」 내가 PC를 만지작거리며 처방전을 쓸 준비를 하면서 말했다.

「아니요, 괜찮지 않을 거예요!」 헬레네가 버럭 소리를 질렀다.

「뭐 때문에 괴로운 거죠?」 내가 물었다.

「알지 못한 채 병을 옮길 수 있다고 하셨잖아요.」

「네, 그랬죠. 무엇보다도.」

「그러니까 다시는 섹스할 수 없는 거잖아요.」

「그런 말 한 적 없어요!」

「하지만 내 몸에 이 바이러스가 영원히 있고 내가 언제 병에 걸려 있는지 모른다면, 그건 내가 언제든 누구든 감염시킬 수 있다는 뜻이잖아요.」

「눈에 띄게 병이 돌 때 가장 전염성이 강하지만, 언제든 전염될 수 있어요.」

한 연구에 따르면, 헤르페스 보균자는 종종 깨닫지 못한 채 피부에 약 18퍼센트의 바이러스를 가지고 있다고 한다.[3] 성관계 한 번에 전염될 위험은 3~4퍼센트다.[4]

　「그건 내가 다시는 누구와도 잘 수 없다는 뜻이잖아요. 안 그래요? 이 병은 헤르페스에요. 역겨운 병이죠. 이걸 사람들에게 전할 수는 없어요.」

오래된 질병, 새로운 부끄러움

내가 성병을 치료하고 성병에 관해 글을 쓸 때는 예정표와 목표가 있다. 나의 목표는 사람들이 분비물과 물집을 좋아하게 만드는 것이 아니라, 우리 사회가 이러한 질병에 대해 약간 덜 극단적인 시각을 갖게 하는 것이다.

　냄새 나는 호흡기 분비물이나 설사 환자의 뒤에서 나오는 물질에 특별히 관심이 있는 사람은 아무도 없다. 변과 가래는 둘 다 꽤 역겹지만, 설사나 폐렴을 앓고 있는 사람 중에는 자신에게 본질적으로 문제가 있다고 생각하거나, 자신이 병에 걸렸다는 사실을 부끄러워해야 한다고 생각하는 사람은 거의 없다. 아무도 폐렴이나 위장 장애를 비밀에 부치지 않는다. 그보다는 이러한 질병은 실용적이고 의학적인 문제로 취급된다. 환자들과 의사들은 당사자가 회복되고 다른 사람들에게 전염시키지 않게 하려고 간단한 조처를 한다. 결과적으로 이런 문제는 추가적인 불안이나 정서적 스트레스를 유발하지 않는다.

성병도 다른 질병들처럼 바라볼 수 있으면 좋겠지만, 안타깝게도 성과 관련된 이야기가 나오면 어김없이 수치심이 따라붙는다.

내 생각에, 우리가 다양한 성병에 느끼는 수치심이 병의 심각성에 비례한다면, 즉 우리가 흔한 병들에 수치심을 덜 느낀다면 이치에 더 맞을 것이다. 하지만 헤르페스에 대한 사람들의 태도를 보면 수치심이란 게 전혀 타당하지 않다는 걸 알 수 있다.

헤르페스는 믿을 수 없을 정도로 흔하다. 사실 헤르페스 단순 포진 바이러스 감염이 그렇지 않은 경우보다 더 흔하다. 이 질병은 거의 문제가 되지 않는다. 사람 대부분은 자신이 병에 걸렸다는 사실조차 모르고, 또 가벼운 증상만 경험하기 때문이다. 이 병이 위험할 때는 거의 없다. 일어날 수 있는 최악의 상황은 단순 포진 바이러스가 구강 감염 환자에게 뇌의 염증을 일으킬 수 있다는 것이다. 또는 태어날 때 어머니에게 감염된 아기에게 심각한 질병을 일으킬 수 있다. 하지만 실제로 이는 헤르페스에 걸린 사람이 걱정할 일은 아니다. 그러나 어떤 환자들은 내가 진단을 내리면 공황과 분노, 슬픔에 휩싸여 진료실을 나간다.

이상하게도, 아마 헤르페스는 우리가 부끄러워하는 질병 중 하나일 것이므로, 당연히 헬레네는 수치심을 느꼈다. 헤르페스는 더러운 단어다. 헤르페스는 침대 밑의 괴물이다. 나는 헤르페스에 걸리거나 옮기는 것을 죽음의 위협인양 역겨워하거나 불쾌해하거나 인터넷 토론과 댓글 창에서 자살 충동을 느낀다고 말하는 사람들을 봐왔다.

헤르페스 수치심의 가장 이상한 점 중 하나는 그것이 새로운 감정이라는 것이다. 헤르페스는 오래전부터 우리를 괴롭혔다. 예를 들어, 약 2,000년 전에 로마를 통치했던 황제 티베리우스는 사람들의 입술에 생긴 물집을 보고 일정 기간 키스를 금지했다고 한다. 역사의 어느 시점까지 우리는 확실히 헤르페스를 흔하고 실용적인 문제로 보았다. 물집과 염증은 달갑지 않으니 없는 게 낫겠지만, 우리 시대에는 물집에 대한 수치심이 물집 자체보다 더 큰 문제가 되었다. 어떤 사람들은 자신의 성생활이, 정말로 자신의 인생 전체가 끝났다고 믿는다. 세상이 끝난 것이다.

우리는 왜 이렇게 되었을까?

수치심을 느끼기 시작한 건 정확히 1960년대였다. 그 시기에 새로운 실험실 기술이 발달해 과학자들이 다양한 헤르페스 바이러스를 구별할 수 있게 되었다. 두 가지 단순 포진 변종이 모두 헤르페스(피부에 물집과 염증을 일으킨다)이지만, 우리는 두 종류가 매우 다른 질병인 것처럼 이야기하기 시작했다. 제2형은 생식기 감염을 연상시켰고, 그러면서 성병(실제로 항상 있었던) 헤르페스가 탄생했다. 공개적인 담론에서 끔찍한 성병과 단순 감기의 입술 발진을 구별했다. 그리고 그 구별에 감정도 동반했다.

「헤르페스가 어떻게 성적 부기맨*이 되었는가」라는 비판 기사

* 개구쟁이를 데리고 가버린다는 상상의 귀신.

를 읽어 보면 1980년 『타임』 표지에 적혀 있듯이 보수 세력이 어떻게(선정적인 언론 보도에 힘입어) 무고한 물집 바이러스를 〈새로운 성적 나병〉으로 바꿔 놓았는지를 알 수 있다.[5]

헤르페스에 관한 뉴스 기사들은 성적 자유에 대한 강력한 경고였다. 당시에 페니실린은 매독을 치료했으며 임질을 치료하는 데 다양한 의약품이 사용되고 있었다. 우리는 머지않은 미래에 HIV가 사라졌다는 걸 알지만(미국 HIV 전염병은 1981년에 시작되었다), 당시에는 아무도 HIV나 에이즈에 대해 들어 본 적이 없었다. 섹스를 통해 심각한 질병을 얻을 위험은 그 어느 때보다 낮았으며, 필*이 시장에 나와 마침내 여성들이 자신의 출산 능력을 더 잘 통제할 수 있게 된 것은 말할 것도 없다.

겁을 먹은 사람들도 있었다. 일반 대중의 난잡함은 끝이 없는 걸까? 사람들이 결과를 두려워하지 않고 자기 몸을 원하는 대로 굴리도록 허용해야 할까?

새로운 (고대) 헤르페스는 갑자기 정절의 수호자로 여겨졌다. 미국의 빌리 그레이엄 목사는 〈우리는 페니실린으로 성병을 정복했다〉라고 선언했다. 그런데 헤르페스 단순 포진 제2형이 등장한 것이다. 자연은 우리가 신을 거스를 때 반격한다.[6]

1973년 『타임』의 한 기사는 〈무차별적으로 타격을 주는 기본적인 단순 포진과는 달리, 제2형은 도덕적 판단을 하는 것처럼 보인다. 주로 성적으로 문란한 사람이 걸리는 경향이 있기 때문

* Pill. 피임약의 상표 이름.

이다〉라고 썼다.[7]

이 개념, 즉 성기 헤르페스가 성적인 문란함과 연관된다는 생각은 오늘날까지 남아 대중의 상상에 뿌리를 내렸다. 제1형이든 제2형이든 상관없이 생식기 헤르페스에 걸린 사람은 죄책감을 느끼지만, 구강 헤르페스에 걸린 사람은 단순히 감기에 걸린 듯이 그냥 넘어간다. 헬레네 같은 사람들은 자신을 탓하고 자기가 한 행동을 부끄러워한다. 그리고 병을 옮길까 봐 두려워한다.

사람들이 느끼는 수치심은 이 질병에 관한 사실에 영향받지 않는다. 1970년대와 1980년대에 헤르페스에 대한 두려움이 뿌리 내리기 훨씬 전부터 의사들과 의료 전문가들은 같은 행동을 반복해 왔으며, 우리는 오늘날에도 계속 반복하고 있다. 헤르페스는 세상의 끝이 아니다.

하지만 그런 사실은 먹히지 않는다. 사람들은 우리 말을 듣지 않는다.

헤르페스는 세상의 끝이 아니다

「왜 다시는 누구와도 잘 수 없다고 생각하는 거죠? 이미 헤르페스에 걸린 사람들을 모두 생각해 봐요. 그들 모두가 섹스를 포기했다고 생각해요?」 내가 물었다.

「하지만 그들은 자기가 걸린 줄 모르잖아요, 안 그래요?」 헬레네가 말했다.

「정말로 많은 사람이 모르죠. 그리고 그 바이러스에 감염되는 것은 아주 흔한 일이기 때문에, 미래에 같이 자기로 선택한 사람 또는 사람들이 이미 감염되어 괜찮을 가능성이 커요, 그렇지요?」

「하지만 제가 알 수가 없잖아요.」

「모르죠. 인생의 다른 많은 것과 마찬가지로, 이는 절대적으로 알거나 통제할 수 있는 것이 아니에요. 콘돔은 감염을 막는 데 큰 도움이 돼요. 물론 피부를 다 덮지는 않지만 사용하는 것이 사용하지 않는 것보다 나아요.」

「진짜 하고 싶은 말씀이 뭐죠?」 헬레네가 물었다. 「제가 헤르페스를 옮길지도 모른다는 걸 알면서도 원하는 사람과 잘 수 있다는 게 이 이야기의 교훈인가요? 제게는 그게 옳다고 느껴지지 않아요.」

「교훈이 뭔지 저는 몰라요.」 내가 말했다. 「이건 우화가 아니라 당신 인생이에요. 그리고 당신이 처한 상황은 다른 많은 사람과 공통점이 있어요. 저는 당신이 옳다고 느끼는 선택을 할 수 있도록 최선의 정보를 제공하려고 노력하는 중이에요. 한편으로 헤르페스는 흔하고, 대부분 해가 없으며, 어쨌든 많은 사람이 앓고 있는 병이고, 헤르페스에 걸린 사람 대부분은 아무것도 알아차리지 못해요. 그런 사실을 알면 꽤 안심될 거예요. 다른 한편으로 당신이 지금 경험하듯, 한 번 또는 여러 번 자극적인 물집과 염증이 발생할 수 있어요. 당신이 부담스러워하는 부정적인 감정은 말할 것도 없고요.」

「앞으로 어떻게 해야 할지 모르겠어요. 다른 데이트를 하기 전에 상대에게 말해야 하나요? 무슨 말을 해야 할지 모르겠어요.」

「클라미디아와 임질과 같은 일부 성병은 파트너에게 알릴 의무가 있어요. 모든 사람이 치료받을 수 있도록 사례를 추적해요. 하지만 헤르페스는 그런 의무가 없어요. 무슨 말을 할지, 누구에게 말할지 결정하셔야죠. 위험을 함께 다루는 방법을 알아내기 위해 많은 사람이 다른 사람들과 이야기하는 것을 선택해요. 발병기에 성관계를 피하고 콘돔을 사용하기로 하는 사람들도 있고, 상황을 낙관적으로 보며 평소와 같이 행동하는 사람들도 있어요.」

「하지만 전 정말 너무 싫어요. 이건 완전 최악이에요.」

「쉽지 않다는 거 알아요. 하지만 대단하거나 위험하거나 특이한 일은 아니에요. 자신에게 받아들일 시간을 조금만 주면 돼요.」

헬레네는 다시 울기 시작했다. 그녀는 아직 처방전이나 안내 책자, 작별의 미소와 단호하고 힘이 되는 악수를 받지 못했다. 몇 분 전에 긍정적인 방향으로 끝났어야 할 이 상담을 우리는 거의 마무리하지도 못했다. 그리고 나는 좌절감을 느끼고 있었다.

「섹스할 거라면 예상할 수 있는 일이에요.」 내가 말했다. 「모두가 알고 있는 위험이죠.」

하지만 나는 그녀를 이해시키지 못했다. 1960년대에 성적 자유를 억압하려는 보수 세력에 의해 헤르페스 수치심이 완전히 과장되었다고 내가 말해도 그녀는 진정되지 않았다.

「수치심이 어디서 오는지는 중요하지 않아요.」 헬레네가 말했다. 「병에 걸렸다는 사실 말고는.」

슬프게도 그녀는 확실히 병에 걸렸고, 그것은 우리가 질병에 대해 말하고 생각하는 방식에 영향을 미친다.

헬레네는 마치 자동 조종 장치처럼 상자에서 새 티슈를 몇 장 뽑아 눈물을 닦아 냈다.

담배를 필터까지 피울 때처럼 나는 이 모든 상담을 비벼 끄고, 대신 다른 환자와 함께 새롭고 성공적인 불을 켤 수 있다. 나는 처방전에 도장을 찍고 헬레네가 의자에서 일어나 나가게 할 수 있었다. 물론 그녀가 결국엔 괜찮아질 거로 알지만, 그렇다고 해도 나는 그렇게 일하지 않는다. 그래서 그녀가 내 말을 듣고 울음을 멈추길 바랐다. 그래서 나는 즉흥적으로 수다를 떨기 시작했다. 나는 적절한 말, 즉 자물쇠에 맞는 열쇠를 찾았다.

「헤르페스는 꽤 흥미로워요. 일부 과학자들은 치명적인 뇌암을 공격하기 위해 헤르페스 바이러스를 사용하죠.」

헬레네는 계속 입을 다물고 있었다.

「그리고 우리가 걸린 헤르페스 바이러스의 하위 변종은 우리가 살았던 곳을 알려 줄 수 있을지도 몰라요.」

대답이 없었다.

「좋아요.」 내가 다시 말하며 시도했다. 「헤르페스에 걸리는 것이 그렇지 않은 것보다 더 흔한 일일 뿐 아니라, 우리 인간은 끔찍하게 오랫동안 그 병과 함께 살아왔어요.」

헬레네는 아래 속눈썹과 되도록 가장 가까운 눈 밑의 피부를 티슈로 계속 두드렸다. 그녀는 눈물이 뺨을 타고 흘러내리기 전에 검은 눈물을 닦았다.

「말씀하시길, 우리가 오랫동안 헤르페스를 앓았지만 50년 전부터 부끄러워했다고 하셨잖아요.」그녀가 말했다. 「하지만 그게 저한테 무슨 소용이죠?」

「짐작하실 수 있겠어요?」내가 물었다.

「뭘요?」

「우리 인간이 헤르페스에 걸린 지 얼마나 됐는지 짐작하실 수 있어요? 긴 시간이에요. 한번 맞춰 보고 싶지 않으세요?」

헬레네가 눈썹을 치켜올리며 나를 쳐다봤다.

「자, 그냥 추측해 보세요.」내가 주장했다. 「우리가 이 썩은 물집과 염증 때문에 얼마나 오래 고군분투했다고 생각하세요?」

「모르겠어요.」이제 그녀는 울음을 그치고 눈썹을 모았다. 「얼마나 오래되었는데요?」

「맞춰 보세요!」

「좋아요. 중세 때부터?」

「더 전이요!」

「그럼, 고대 그리스와 로마 시대? 석기 시대?」

「완전히 빗나갔어요.」

헬레네가 어깨를 으쓱했다. 「자, 이제 말해 주시죠.」

「우리는 당신이 어떤 바이러스에 감염됐는지는 아직 몰라요.」내가 말했다. 「검사 결과를 먼저 분석해야 해요. 제1형에 걸렸다면, 600만 년 동안 우리를 따라다닌 바이러스를 얻은 겁니다. 그리고 만약 제2형이라면, 160만 년 동안 우리를 따라다닌 바이러스고요. 우리는 인간이 되기도 전에 헤르페스를 앓았어요.」

「정말이요?」 헬레나가 말했다.

헤르페스 바이러스가 얼마나 오래되었는지 어떻게 알까?

2006년, 한 무리의 과학자들이 인간만이 물집과 염증에 시달리는 유일한 동물이 아니라는 사실을 발견했다.[8] 첫째, 헤르페스 바이러스는 우리의 가장 가까운 친척인 침팬지들에게서 발견되었고, 나중에는 다른 영장류들에게서 발견되었다. 모든 영장류는 다른 동물들과 다른 고유의 헤르페스 바이러스를 가지고 있다. 하지만 우리 인간은 ─ 우리가 아는 한 ─ 두 종류를 가진 유일한 영장류다. 특정 종의 기원이 언제 어떻게 시작되었는지에 대한 가설을 세우려는 과학자들은 가계도, 즉 계통 발생 트리를 사용하면서 시작한다. 그들은 오늘날 존재하는 종의 그룹을 나눈다. 말하자면, 영장류, 참새 가계의 새들, 꽃, 산호초 또는 이 경우와 같이 헤르페스 단순 바이러스의 다양한 변종을 분류하고 이들이 한때 조상이 같았다고 생각한다.

   그들은 모든 다양한 헤르페스 단순 바이러스의 유전 물질, 즉 DNA를 연구한 다음 서로 간의 유사점과 차이점을 매핑하여 트리를 그린다. 유전 물질의 차이는 바이러스들이 가계도에서 서로 갈라진 이후 얼마나 많은 돌연변이를 겪었는지 과학자들에게 알려 준다. 유전 물질이 유사할수록 서로 분리된 이후 시간이 덜 흐른 것이다. 이 정보로 과학자들은 원래의 일반적인 헤르페스 조상에서 오늘날의 다양한 헤르페스 유형에 이르기까지 헤르페스의 진화를 보여 주는 가설적인 가계도를 개략적으로 설명할 수 있다.

인간에게 영향을 미치는 두 가지 헤르페스 단일 바이러스는 공유하는 유전자가 많다. 그러나 과학자들은 이 두 종류를 침팬지 변종과 비교하고는 깜짝 놀랐다. 이상하게도, 제2형 단일 헤르페스는 제1형보다 침팬지 바이러스와 더 유사했다. 이는 제2형이 다른 인간 바이러스보다 침팬지 바이러스와 더 가까운 친척일 가능성이 크다는 의미다.

따라서 단순히 두 바이러스의 유전자 코드의 차이점과 유사성을 살펴서 제1형이 제2형보다 훨씬 이전에 침팬지 바이러스로부터 분리되었다고 가정할 수 있다. 그러나 바이러스 종들이 얼마나 오래전에 분리되었는지 알아내기 위해 과학자들은 분자시계라는 걸 사용해야 한다. 전통적인 분자시계는 소량의 유전 물질이나 단백질로, 일정한 비율로 돌연변이를 일으키는 분자를 말한다. 두 종에서 선택된 분자의 차이를 계산해서 과학자들은 두 종이 서로 분리된 이후 얼마나 많은 시간이 흘렀는지에 대한 통찰력을 얻을 수 있다.

적혈구에 산소를 운반하는 단백질인 헤모글로빈은 1962년부터 분자시계로 사용되어 왔다. 예를 들어, 생쥐와 인간의 헤모글

로빈 차이를 계산한 과학자들은 각 돌연변이의 간격이 대략 일정하므로 우리가 생명의 트리에서 생쥐로부터 분리된 지 얼마나 오래되었는지 알아낼 수 있었다. 요즘에는 헤르페스의 진화를 연구하는 과학자들처럼 컴퓨터 알고리즘을 분자시계로 사용하는 것이 일반적이다.

가계도를 그리고, 차이를 계산하고, 트리의 다른 분기점들의 간격이 얼마나 긴지 계산한 후에, 과학자들은 시간을 확정하는 방법이 필요하다. 우리는 연수를 셀 수 있지만, 구체적인 날짜를 알고 싶다. 분리가 일어난 시점이 언제일까? 만일 트리의 하나 이상의 분기점 날짜를 알 수 있다면, 분자시계가 분기점들의 시간적 간격을 알려 주기 때문에 모든 것을 쉽게 찾을 수 있다.

이렇게 측정하며 트리를 그려 내기 위해서는 우리가 이미 알고 있는 것에서 시작해야 한다. 화석은 우리가 아는 종의 나이에 대한 정보를 줄 수 있어 종종 측정에 사용된다. 바이러스 화석은 없지만 단순 포진 바이러스의 경우 초기 인류와 다른 유인원들의 화석을 이용할 수 있다.

초기 단순 포진 바이러스는 숙주들과 함께 다양한 종으로 갈라졌고, 숙주인 인간과 유인원 역시 조상이 같다. 초기 인간과 초기 침팬지의 화석, 그리고 다양한 영장류가 생명의 트리에서 언제 갈라졌느냐에 관한 이전 가설은 다양한 헤르페스 바이러스가 숙주와 함께 얼마나 오래 진화했는지를 계산하는 기초를 제공한다.

미국 과학자들은 헤르페스 제1형이 600만 년 전 우리의 가계도와 침팬지의 가계도가 분리된 이후 우리와 함께했다는 가설을 제시했다. 그 시점에서 우리의 공통 조상은 그 이후로 숙주와 함께 변이되어 침팬지 바이러스와 인간 바이러스로 각각 진화한 바이러스에 감염되었다.

그러나 제2형 헤르페스의 경우, 과학자들은 우리 조상들이 침팬지의 조상들과 160만 년 전에 긴밀한 접촉을 한 후에 감염되었다고 믿는다. 그때는 우리가 생명의 나무에서 길을 달리한 지 오래된 시기다.[9]

*

「빌어먹을!」헬레네가 말했다. 「헤르페스가 그렇게 오래됐다고요?」

「네.」내가 말했다. 「그러니까 우리는 지금 거대한 공동체 일부일 뿐 아니라, 항상 그래 왔어요. 헤르페스는 우리보다 나이가 많아요. 어쩌면 수치심보다 더 나이가 많을지도 몰라요.」

「정말 희한하네요.」헬레네가 말했다.

「우리 조상들은 수백만 년 동안 상처와 물집을 안고 살았어요. 그동안 쌓인 수치심의 짐을 당신에게 짊어지라고 하는 건 좀 지나친 것 같지 않아요?」내가 말했다.

헬레네가 자리에서 일어나 의자 등받이에서 재킷을 집어 들었다. 나는 처방전과 부드러운 악수와 함께 헬레네를 보냈다.

「괜찮으실 거예요.」내가 마지막으로 한 번 더 말했다.

그녀가 믿어 주길 바랐다.

제3장
무화과와 콜리플라워

생식기 사마귀에 관한 약간의 지식

노예 소년들을 사려고 라베니우스는 그의 정원을
팔았다. 하지만 이제 그는 무화과 과수원밖에 없다.

— 마르티알리스, 『격언*Epigrams*』 Vii, 7

털이 많은 다리와 팔뚝이 사내다워 보일지 모르지만
의사는 너의 매끄러운 항문에서 무화과를 따내며
미소를 짓는다.

— 유베날리스, 『풍자*Satires*』 ii, 11

의대생이었을 때 나는 생식기 사마귀가 대개 콜리플라워와 닮았다는 것을 알았다. 그건 나쁜 비유가 아니었다. 작은 콜리플라워의 작은 통꽃들이 촘촘히 뭉쳐 있는 것처럼 작은 점들이 흩어져 있는 것이 바로 생식기 사마귀의 표면 구조다.

예약 시간보다 늦게 진료를 시작한 내 사과를 받아 준 군나르가 조명 아래에 엉덩이를 드러낸 채 산부인과 의자에 앉아 있었다. 콜리플라워들이 그의 항문 주위로 이끼 덩이에 자리한 무시무시한 요정의 고리처럼* 싹을 틔우고 있었다.

「미치도록 가려워요.」그가 말했다.

「그럴 겁니다.」내가 말했다.

생식기 사마귀나 콘딜로마**는 해롭지 않지만 성가시다. 가렵

* 잔디밭에 고리 같은 모양으로 균류(菌類)가 나서 생긴 짙은 녹색을 띤 부분. 요정들이 춤추던 곳으로 여겼다.
** 사마귀 모양으로 자란 병변. 항문, 음문, 음경의 귀두 따위에 잘 생긴다.

고 달아오르고 불편할 수 있다.

「보기에 끔찍하지 않나요?」내가 사마귀에 아세트산을 얇게 발랐을 때 군나르가 물었다.

나는 어깨를 으쓱하고는 더한 것도 봤다고 솔직하게 말했다.

몇 초가 지나자 사마귀가 하얗게 변했다. 아세트산의 효과였다. 사마귀가 이제 더 흐려져서 분홍색으로 반짝일 때보다 훨씬 더 콜리플라워처럼 보였다. 이 묘책을 사용하면 모든 사마귀를 쉽게 찾을 수 있으며 일반 사마귀나 종기류, 쥐젖과 구별할 수 있다.

생식기 사마귀를 음식에 비유하니 밥맛이 떨어질지 모르지만, 이는 새로운 표현이 아니다. 서기 0년 무렵에 사람들은 생식기 사마귀를 무화과라고 불렀고, 무화과 과수원이라고 쓴 마르티알리스의 시뿐 아니라 어떤 불쌍한 사내의 매끄러운 뒷면에서 의사들이 웃으며 무화과를 딴다고 쓴 유베날리스의 시처럼 당시의 풍자 문학에도 등장했다.

두 시 모두 동성애와 생식기 사마귀의 연관성을 암시하며, 약간 조롱 조로 괴롭히는 것으로 읽힐 수 있다. 그러나 역사학자 J. D. 오리얼에 따르면, 고대 로마 시대에는 게이 남성을 동정하는 풍조는 거의 없었다. 당시 로마의 외과의들은 생식기 사마귀를 치료하면서 〈철이나 불〉을 아끼지 않는 경향이 있었고, 단지 〈자연스럽지 않은 행동〉 때문에 곤경에 처해 비명을 지르는 환자들에 대한 연민으로 흔들리지 않는 듯했다.[1]

항문에 무언가를 삽입하면 항문 콘딜로마에 걸리기 쉽지만,

항문 섹스는 항문 사마귀 감염의 선행 조건이 아니다. 그리고 누구나, 절대적으로 누구나 성적 취향과 상관없이 생식기 사마귀뿐 아니라 다른 성병에도 걸릴 수 있다. 군나르에게는 운 좋게도 내 도구 상자 안에는 철도 불도 들어 있지 않았다. 게다가 그가 이미 나에게 남자들하고만 섹스한다고 말했지만 나는 군나르가 〈자연스럽지 않은 행동〉을 하고 있다고 생각하지 않았다.

아마도 우리는 2020년대의 의사들이 고대 로마의 의사들보다 동성애자를 더 개방적이고 긍정적으로 대할 거로 가정할 수 있을 것이다. 하지만 불행히도 아무것도 당연시할 수 없다. 일부 의사들은 여전히 상담실에서 이성애자들만 만날 거로 기대한다. 그러한 가정(그리고 그 가정이 존재하는 곳에서는 적개심)은 성 소수자들이 이용할 수 있는 의료 선택권을 제한한다.

동성인 여성과 성관계를 맺고, 따라서 임신을 막기 위한 피임이 필요 없는 여성의 성 건강은 의료 시스템에서 거의 잊혔다. 위험이 존재하려면 상황 속에 페니스가 있어야 한다고 많은 사람이 생각하기 때문이다.

남성과 성관계했지만, 성병 검사를 받을 때 의사에게 터놓고 말하지 않는 남성은 중요한 의료 서비스를 놓칠 수 있다. 통계적으로, 남성과 성관계를 가진 남성은 HIV, 매독, 임질과 같은 희귀 성병에 걸릴 위험이 더 크다(이 병들은 이성애 인구에서도 점차 보편화되었지만). 결과적으로 동성애자의 경우 검사 기준이 더 낮아야 한다. 그리고 의사들은 어떤 검사를 하기 전에 환자들이 어떤 종류의 성관계를 하는지, 그리고 누구와 성관계하는지 확인해야 한다. 환자가 인후나 직장에 임질 감염이 있다면 소변 샘플을 검사하는 것은 도움이 되지 않을 것이다. 그것이 현실이다.

반면 동성애와 성병 감염 위험의 연관성은 동성애 남성의 오명과 소외감을 가중하는 데 이바지했다. 1980년대 미국에 HIV의 물결이 몰아쳤을 때 그 끔찍한 질병이 이성애자들을 크게 강타했다면, HIV 연구와 생명을 구하는 의약품 개발이 더 빨리 진행되었을 거라는 점에는 거의 논란의 여지가 없다.

「실제로 사마귀를 일으키는 원인이 뭐죠?」 군나르가 물었다.

「감염이죠. 바이러스요.」 내가 말했다.

인간의 사마귀는 HPV 바이러스에 의해 발생한다. HPV는 인체 유두종 바이러스Human papillomavirus의 약자로, 모두 100개 이상의 바이러스로 구성되며 그중 두 개는 생식기 사마귀와 관련이 있지만, 다른 몇몇은 암과 관련이 있다. 헤르페스 바이러스처럼, 인체 유두종 바이러스는 몸의 외부 방어막인 피부의 수분을 이용해 더 깊숙이 침투한다. 이 바이러스는 자기 유전자를 피부 세포에 삽입하여 빠르게 분열하게 하고 콜리플라워 또는 무화과를 만들게 한다.

헤르페스와 마찬가지로, HPV 바이러스에 감염된 사람이 모두 눈에 보이는 사마귀가 생기는 건 아니다. 사람들이 피부와 점막에 바이러스를 가지고 있다가 자신도 모르게 전염시키는 것이 일반적이다. HPV 전염은 매우 일반적이어서 성적으로 활발한 사람 대부분은 생애 한 번 HPV 감염을 겪는다. 그러나 헤르페스와 달리 이 바이러스는 영원히 몸에 남지 않는다. 대부분은, 1~2년 이내에 몸이 바이러스를 완전히 제거해 감염에 대처한다.

「우리가 할 수 있는 일이 없을까요?」 군나르가 물었다.

「뭐, 항상 그냥 내버려두는 선택이 있지요.」 내가 말했다. 「저절로 사라지기를 기다리면서요.」

「그렇지만 너무 가렵고, 사마귀가 말도 안 되게 커요.」 군나르가 말했다.

또 다른 선택은 그가 부식성 액상 약을 사마귀에 바르거나 면역 조절 연고를 직접 바르는 것이다. 두 번째 치료는 효과적이지만 무시무시하게 비용이 많이 드는 데다, 처음에 발랐을 때 쓰라려서 사마귀가 아닌 부위에 닿으면 정상 피부가 손상된다.

「사마귀가 꽤 난처한 곳에 있어요. 사마귀가 난 장소에 손이 닿기 힘들 겁니다.」 내가 말했다.

「확실히 손이 닿지 않을 거예요. 제가 약을 칠하거나 바르지 않는 편이 좋겠어요.」 군나르가 강력히 동의했고 나는 수건으로 그의 사타구니를 가리고 액체 질소 통을 가져왔다.

의사들은 히포크라테스 시절부터 염증과 통증을 줄이기 위해 찬 온도를 이용해 왔다. 그러나 저온으로 원치 않는 조직을 제거하는 냉동 수술은 19세기 중반에 영국의 의사 제임스 아넛이 얼음과 소금을 섞어서 눈에 보이는 암 종양을 동결시키고 파괴하는

데 사용했다. 아넛의 얼음 혼합물은 섭씨 영하 24도에 달했다.[2]

그러나 이 치료는 온도가 더 낮을수록 효과적이어서 오늘날 우리가 쉽게 목적을 달성할 수 있다. 주위 공기의 78퍼센트 이상을 차지하는 질소가 금속 용기에 고도로 압축되면 액체 형태가 된다. 그 압력이 온도도 낮추어 액체는 대략 영하 200도의 온도를 유지한다. 저온 수술은 간단하고 저렴하고 좋은 성형 결과를 얻으며 흉터나 기타 피부 손상이 적다.

나는 내 손가락으로 당길 방아쇠와 작은 물체를 정확하게 겨냥하기 쉬운 얇은 노즐이 달린 실린더 헤드에 질소가 담긴 금속 통을 부착했다.

「이것 보세요.」 내 팔뚝에 액체 질소를 얇게 분사해 플라스크를 시험하는 모습을 군나르에게 보여 주면서 내가 말했다. 털에 서리가 내려 겨울날 해가 뜨기 전의 잔디 같았다. 「이제 사마귀를 얼릴 겁니다. 준비되셨나요?」

군나르가 고개를 끄덕였다.

나는 콜리플라워의 꽃 부분을 겨냥했다. 꽃들이 얼어서 하얗게 변했다. 군나르는 약간 따끔거리는 느낌이 들었지만 아프지는 않았다.

「사마귀가 사라졌으면 좋겠네요. 하지만 몇 번은 해야 할 거예요. 설사 지금 사라진다 해도 다시 올라온 후에 완전히 사라질 수 있어요.」 내가 말했다.

「잘됐군요.」 군나르가 의자에서 펄쩍 뛰어내리며 말했다.

그는 가림막 뒤에서 옷을 걸치고 문 쪽으로 걸어갔다.

상담이 빨리 끝나서 나는 안심했다. 이제 다음 환자 진료는 예정보다 겨우 5분 늦었다. 나는 미소를 지으며 그에게 더 필요한 게 있으면 다시 오라고 말했다. 그러나 군나르가 문손잡이를 잡으려고 손을 뻗는 순간, 걸음을 멈추고 내 쪽으로 몸을 돌렸다.

「아, 그건 그렇고, 제가 발진이 좀 있어서…….」

「시간이 없을 것 같은데요. 오늘은 사마귀만 보려고 했거든요.」

「잠깐만 봐주시면 안 돼요?」

「미안하지만 그럴 수가 없어요.」

그에게는 이상하게 들리겠지만, 국가의 지원으로 교육받은 나는 발진 치료를 도울 수 없었다. 사실 나는 우리 병원이 제공하는 전문적인 치료에 시간을 쏟아야 한다. 성 건강 전문 센터에서 일하는 나에게 발진이나 스트레스 골절, 인후통 검사를 요청하는 일은(성 건강과 관련이 없다면) 내 시간을 낭비하는 것이다.

「알았어요. 제 주치의에게 예약할게요. 전에는 손바닥에 발진이 생긴 적이 한 번도 없어서 궁금했을 뿐이에요.」

「손바닥에 발진이 생겼다고요?」

「네. 보세요.」

그가 두 손을 앞으로 내밀어 보여 줬다. 내 목덜미에 털이 곤두섰다.

「뭐 같아요?」 군나르가 물었다.

「혹시 몸 어디에 둥글고 딱딱한 종기가 있었거나 그렇지 않았어요?」내가 말했다.

　「실은 있었어요.」

　「거기에요?」

　「네. 하지만 아프지도 않고 그냥 사라져 버려서 더 이상 생각하지 않았어요.」

　「제길.」

　「뭐라고 하셨어요?」군나르가 물었다.

　「다시 앉으세요. 발진을 살펴볼게요.」내가 말했다.

제4장
금성과 하룻밤, 수성과 평생

매독에 관한 약간의 지식

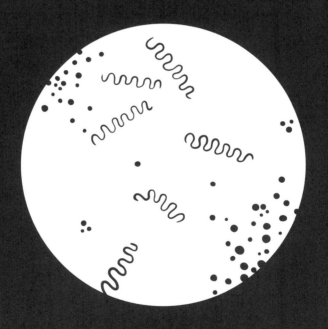

아! 확실히 코 없는 클럽은 코를 가진 아주 후하고
친절한 한 사람을 찾았다. 그러나 지금, 아아,
슬프도다! 그는 깊이 가라앉았다. 왕도 노예도 없는
곳에서는 코가 지킬 것이다.

— 에드워드 워드, 『런던 클럽의 비밀 역사*The Secret History of London Clubs*』

「매독이요?」 군나르가 말했다. 「그건…….」 그가 잠시 생각에 잠겼다. 「한물간 병 아닌가요?」

「항문 입구 주변의 생식기 사마귀와 비교하면 말이죠?」

「사람들이 더는 매독에 걸리지 않는다고 생각했거든요.」

「매독이라면, 자신이 특별하다고 느낄 권리가 있어요. 노르웨이에서는 매독 환자가 한 해에 200명도 채 안 돼요.」

「말씀을 들으니 제가 멸종 위기에 처한 종처럼 느껴지네요.」 군나르가 무뚝뚝하게 대답했다.

나는 그의 팔뚝에 압박 띠를 묶어 피부 아래의 정맥이 뱀처럼 부풀어 오르도록 했다. 내 바늘이 정맥 중 하나를 뚫자 진공 시험관으로 검은 피가 뿜어져 나왔다. 이 시험관은 분석실로 보내질 것이다.

「결과를 받기 전에 당신이 누구랑 자면 하늘이 도울 거예요.」

피가 나는 그의 둥그런 팔꿈치에 면봉을 바르며 내가 말했다.

「글쎄요, 상황에 따라 다르죠.」 군나르가 말했다.

「어떤 상황이요?」

「결과가 나오면!」

「진심이에요.」 군나르의 피가 담긴 시험관을 거꾸로 뒤집었다가 다시 똑바로 세우면서 내가 부드럽게 말했고, 그는 일어나서 오늘 두 번째로 재킷을 입었다.

「농담이에요. 맹세하건대 죽어 버리면 좋겠어요. 그래야 아무도 나 때문에 매독에 걸리지 않을 테니까요.」

프랑스 병

군나르가 손바닥에 발진을 보이기 500년 전, 정확히 1494년에 프랑스의 젊은 왕 샤를 8세가 남쪽으로 행군하고 있었다. 그는 25,000명이 넘는 용병들을 거느렸고, 현실적인 용병들은 아마도 전투 사이에 지루함을 피하려고 매춘 부대*를 데려왔을 것이다. 일부 역사책에서 샤를 8세는 거칠고 규율이 없으며 〈정신 상태가 의심스러운 젊고 음탕한 꼽추〉로 묘사된다.[1] 꼽추는 열거한 자질 중에 왕으로서 문제가 되지 않는 유일한 자질이라고 나는 생각한다.

***

* 현대적인 환경에서 나는 성 노동자라는 단어를 선호하지만, 그 단어는 어느 정도의 자유 의지와 힘이 필요하다. 15세기에 땜장이들과 동행했던 여성들은 아마도 둘 중 어느 것도 거의 가지고 있지 않았을 것이다. 그래서 나는 여기서 매춘부라는 단어를 사용한다 — 원주.

샤를 왕은 이탈리아 도시 나폴리를 무력으로 점령할 계획이었다. 이 출정을 유발한 원인은 교황 이노켄티우스 8세가 약속을 지키지 않았기 때문이다. 교황은 거룩한 이 도시에 페르디난트 1세가 세금을 잘 내지 못했기 때문에 샤를 왕이 페르디난트 1세로부터 나폴리를 넘겨받아야 한다고 제안했다. 그러나 넷플릭스 리얼리티 「파라다이스 게임」의 한 에피소드라도 본 사람이라면 누구나 알 수 있듯이 동맹과 음모가 확정되는 경우는 거의 없다. 페르디난트 왕과 교황은 의견 차이를 해결했지만, 교황이 나폴리를 샤를 왕에게 넘기지 않기로 했을 때는 너무 늦었다. 샤를 왕은 약속의 땅을 차지하기로 결심했고, 젊은 꼽추 왕과 그의 병사들이 나폴리 성문을 향해 돌진하는 동안 페르디난트 왕은 (훨씬 덜 인상적인) 용병 군대를 소집하고 기도를 드리는 수밖에 없었다.

전쟁이 벌어졌다. 나폴리의 거리에서는 군인들과 창녀들이 뒤엉켜 난잡한 광경을 연출하며, 의료 재앙의 온상이 되고 있었다. 전쟁만으로도 충분히 끔찍했지만, 설상가상으로 새로운 악몽 같은 질병이 퍼진다는 소식이 들려왔다. 매독이 마침내 유럽에 등장한 것이었다.

이탈리아 의사들은 그런 병을 본 적이 없었다. 환자들의 피부는 종기와 거대한 상처로 덮여 있었다. 그들은 그것이 나병보다 더 나쁘고 상피병보다 더 나쁘다고 말했다! 결국 성적 접촉과 관련이 있는 이 질병으로 수천 명이 사망했다.

샤를 8세는 한동안 나폴리를 장악했지만, 이탈리아 사단이 점령군을 몰아내기 위해 집결하자 후퇴했다. 전쟁으로 인한 손실에 무서운 이 새로운 질병이 가세해 감당하기 힘들어지자 결국 프랑스 왕은 후퇴할 수밖에 없었다. 이는 아마도 젊은 꼽추 왕이 〈철수〉를 선택한 첫 번째 상황은 아니었을 것이다. 불과 4년 후인 1498년에 왕이 갑자기 죽었는데, 500년 전에 무슨 일이 일어났는지 우리가 정확히 알 수는 없지만, 무시무시한 질병은 여전히 유력한 용의자다.[2]

그러나 불행은 프랑스 왕의 죽음으로 끝나지 않았다. 이 질병은 썩어 가는 시체를 갉아 먹는 벌레처럼 유럽을 갉아 먹는 전염병이 되었고, 병의 기원과 이유에 대한 이론은 많고도 다양했다. 이 모든 일이 신의 형벌이라고 생각하는 사람들도 있었지만 다른 창조적인(그리고 여성 혐오적인) 사람들은 월경 중인 여성과 원숭이의 친밀한 관계가 이 고통의 시발점이라고 비난했다.

15세기에는 체액 병리학 즉, 갈레노스파 질병 개념이 여전히 인기가 있었다. 이 접근법에 따르면 신체는 네 가지 체액인 황색 담즙, 검은 담즙, 혈액, 가래로 구성된다. 이러한 체액의 〈균형이 무너지면〉 몸이 아플 것이며, 그러한 불균형은 점성학적으로 운수가 나쁘면 발생할 수 있다. 일부 과학계에서는 화성과 토성의 불길한 정렬이 매독 전염병의 그럴듯한 원인으로 여겨졌다. 점성술에 확신이 덜한 사람들은 금성이 범인일 가능성이 더 크다고 빈정거리듯 논평했다.[3]

로마 신화 속 사랑의 여신 베누스Venus는 성병의 구식 이름인 〈VD, venereal diseases〉라는 용어의 어원을 제공한다. 이 용어는 더 이상 대중적으로 사용되지 않지만, 이 분야를 여전히 성병학venereology으로 부르며, 성병 전문가는 성병학자venereologists라고 한다.

불쌍한 베누스. 그녀는 희생양이 되었거나 적어도 희생양 그룹의 우두머리가 되었다. 오랫동안 남성의 직업이었던 의사들 사이에서 여성은 때때로 환자라기보다는 질병의 저장고, 변덕스러운 슈퍼 전파자로 여겨졌다. 〈베누스(금성)와 하룻밤, 메르쿠리우스(수성)와 평생〉이라는 표현은 당시 사람들이 신의 형벌을 믿었다는 사실을 반영할 뿐만 아니라 여성에 대한 사회의 관점을 말해 준다. 사랑의 여신과 하룻밤을 보내면 저주받을 수 있다는 메시지가 분명하다. 로마의 또 다른 신인 메르쿠리우스는 수 세기 동안 매독 치료에 사용되었던 수은이라고도 알려진 원소와 이름이 같기 때문이다.

치료에 수은을 사용한 원래 이유는 수은이 타액과 땀 생성을 증가시켜 체액 병리학의 접근 방식과 잘 맞았기 때문이다. 만약 한 가지 체액이 너무 많다면, 과도한 체액을 내보내려고 노력할 수 있을 것이다. 옛날 의사들은 땀으로 매독을 빼내는 데 너무 집착하여 환자를 불쾌하게 뜨거운 사우나 같은 방에 넣고 머리부터 발끝까지 수은이 들어간 연고를 바르곤 했는데, 아마도 일종의 보너스 효과를 유발할 수 있었을 것이다.

재앙이 닥치면 우리는 본능적으로 무언가, 더 나아가 누군가를 탓하려는 경향이 있는 것 같다. 특히, 다른 사람을 비난하는 데 열중하며, 이는 최초의 매독 유행 당시 극단적으로 나타났다. 이탈리아인들은 매독을 프랑스 병이라고 불렀고, 프랑스인들은 이탈리아 병이나 나폴리 병이라고 불렀다. 이웃 나라들의 적대감은 거기서 멈추지 않았다. 독일과 영국은 이 병을 프랑스 병이라고 불렀고, 러시아는 폴란드 병, 폴란드는 독일 병이라고 불렀다. 덴마크인, 북아프리카인, 포르투갈인은 매독을 스페인 질병이라고 불렀고 튀르키예인에게는 매독이 기독교인의 질병이었다. 매독이 유럽에서 아시아로 퍼지자, 아시아인 대부분은 (어찌 보면 당연하게도) 이를 유럽인의 병이라 여겼다.

매독은 성 역병과 큰 천연두라고도 불렸다. 의료 기관은 매독의 증상이 너무 광범위해 다른 질병처럼 보였기 때문에 이 병을 위대한 모방자라고 불렀다. 매독syphilis이라는 이름은 19세기까지 일반적으로 사용되지 않았지만, 1530년 이탈리아의 의사이자 시인인 지롤라모 프라카스토로가 〈매독 또는 프랑스 질병〉을 의미하는 의학 서사시 「Syphilis sive morbus gallicus」를 출간하면서 처음 등장했다. 이 시는 그리스 신화에 나오는 불행한 양치기 소년 시필루스가 신들 대신 왕을 숭배하기로 선택함으로써 태양신 아폴론을 모욕한 이야기를 담고 있다. 아폴론의 형벌은 무시무시한 역병을 퍼뜨리는 것이었다. 시필루스의 운명에서 영감을 얻은 지롤라모 프라카스토로는 시필루스의 이름을 따서 새로운 질병의 이름을 지었다.

군나르의 혈액 검사를 보낸 지 며칠 후, 실험실에서 내 의심이 옳았다는 것을 확인했다.

「희귀한 일이네요.」검사 결과를 전화로 알려주면서 내가 그에게 말했다.「매독에 걸리셨어요.」

몇 달 전 기억에 남는 어느 날 밤, 이상한 나선형 모양의 세균이 그의 음경 머리 부분 점막의 찢어진 부분을 통해 그의 몸에 침투했다. 이 세균은 회오리감자처럼 보일 수 있지만 훨씬 덜 입맛을 돋운다. 트레포네마 팔리덤이라는 듣기 좋은 이름을 가진 매독균은 다양한 방식으로 군나르를 죽일 수 있지만 일반적으로 매우 오랜 시간이 걸린다.

「어떤 이유에서인지 매독은 16세기에 훨씬 더 공격적인 질병이었어요. 그 당시에는 사람들이 파리처럼 죽었답니다. 지금은 상황이 달라요.」내가 설명했다.

「안심시키려고 하시는 말씀인가요? 그렇다면 선생님이 썩 잘하시는 것 같지는 않네요.」군나르가 물었다.

「하지만 상황이 훨씬 더 나쁠 수도 있었어요. 당신은 완전히 괜찮아질 거예요. 당신은 치료받으러 여기에 올 것이고 모든 게 끝날 겁니다. 당신은 정말, 정말 운이 좋은 사람이에요.」내가 말했다.

더 나쁠 수도 있었다

19세기 중반 프랑스의 성병학자인 필리프 리코르드 박사는 매독의 진행 과정을 세 단계로 분류했다. 이 체계는 오늘날까지 사용되고 있다.

군나르는 이미 초기 단계를 지나갔다. 그의 성기에 딱딱한 연골 같은 궤양이 생겼다가 아프지도 않고 흔적도 없이 사라졌다. 그것은 마치 질병이 아닌 유성이 그의 속옷에 불시착한 것처럼 작은 분화구 모양을 하고 있었다. 이 궤양은 굳은궤양 또는 매독 궤양으로 알려져 있으며 감염이 발생한 부위에 나타난다. 이것은 일반적으로 생식기나 입, 직장에 생기지만 원칙적으로 어디에나 생길 수 있다.

1927년의 사례 연구에 따르면, 우리 중 많은 사람, 아마도 특히 의사들은 손을 훨씬 더 잘 씻었어야 할 것이다. 이 연구의 저자는 콧구멍 안에 매독 궤양이 생긴 세 명의 환자를 설명했다. 의사인 환자 한 명은 손을 씻지 않고 여러 환자를 진찰한 직후에 코를 후빈 일을 〈확실히 기억할 수 있다〉라고 말했다.[4]

코를 후빈 몇몇 의사가 같은 방식으로 매독에 걸렸다. 이 연구에 대한 응답으로 또 다른 의사는 매독과 코 후비기의 연관성이 마침내 마땅히 받아야 할 관심을 받게 되어 기쁘게 생각한다고 썼다. 그는 부적절한 순간에 콧구멍에 손가락을 집어넣어 매독에 걸린 두 명의 의사를 알고 있었다. 그는 〈자기도 모르게〉 더러운 손으로 긁고 싶은 충동에 굴복하는 경향이 있다고 믿는 학생과 젊은 동료들에게 특별한 경고를 보낼 기회를 얻었다.[5] 경고문은 전달되었다.

매독의 2차 단계는 세균이 궤양에서 몸으로 더 멀리 이동할 때 시작된다. 세균은 혈관을 도로망 삼아 몸의 구석구석으로 퍼져나간다.

면역 체계가 침투에 반응하면 환자는 발열, 독감 유사 증상, 체중 감소를 겪을 수 있다. 나중에 세균이 자리를 잡고 염증을 일으키는 위치에 따라 병이 달라진다. 세균은 내부 장기나 중추 신경계, 근골격계, 피부를 침범할 수 있다. 이런 의미에서 위대한 모방자는 매우 적절한 이름이다. 매독은 다른 질병을 모방하기 때문에 방심할 수 없고 간과하기 쉽다.

2단계의 전형적인 증상은 피부 질환이다. 세균이 피부 아래의 작은 혈관에 염증을 일으켜 다양하고 이상한 발진으로 나타난다. 잘 알려진 것 중 하나는 장미진으로, 작은 반점이 모여 피부 전체를 덮는 연한 분홍색 발진이다. 단편집 『젊은 의사의 수기』에서 의사이자 작가인 미하일 불가코프는 이를 〈별 모양의 발진〉이라고 묘사했다. 피부가 액체나 고름으로 가득 찬 작은 딱지 또는 여드름 같은 반점으로 덮이는 환자들도 있다. 일부 매독 환자(군나르처럼)는 손바닥과 발바닥에 발진이 생기는데, 이는 다른 질병에서는 거의 볼 수 없는 증상이다.

2단계가 끝나면 질병은 잠복기에 들어간다. 1년에서 30년간 환자가 아무런 증상을 느끼지 못하면서 병이 지속될 수 있지만, 반드시 모든 것이 문제없다는 의미는 아니다. 질병이 재발할 수 있으며, 그렇게 되면 신체의 면역 체계가 매독균에 강력한 염증 반응을 일으켜 매독균보다 신체에 더 해를 끼친다. 이는 질병이 3단계에 이른 것이며 이 상황은 정말 심각하다.

염증은 대동맥과 심장 판막을 손상할 수 있다. 심혈관 매독이라는 이 질환은 심각한 손상이나 사망으로 끝날 수 있다. 예를 들어, 대동맥의 벽이 약해져 풍선처럼 부풀어 오를 수 있다. 결국 동맥이 파열되어 환자가 흉부로 출혈을 일으킬 수 있다. 안녕!

뇌나 중추 신경계가 매독의 영향을 받으면 아마도 매독의 가장 전설적인 변종인 신경 매독이 발생한다. 신경 매독의 가장 흔한 두 가지 형태는 말초 신경 장애와 전신 마비*이지만, 중추 신경계는 복잡하므로 인체의 어느 부분을 공격받는지에 따라 다양한 문제를 겪는다.

전신 마비는 영어로 〈미친 사람의 전신 마비〉라는 불길한 보너스 이름까지 얻었는데, 그 이름만큼이나 나쁘다. 전신 마비는 종종 망상과 조증을 동반하는 치매의 한 형태다.

문학 학자들과 의사들은 헨리크 입센의 희곡 『유령』에서 화가인 오스발 알빙이 어떤 병을 앓고 있는지 오랫동안 논의하고 토론해 왔지만, 신경 매독, 정확히 말해 정신병자들의 일반적인 마

---

* 매독에 감염된 뒤 10~20년에 걸쳐 전신적인 마비와 점진적인 치매를 보이는 병. 전 매독 환자의 약 5퍼센트가 이 증상을 보이며 방치하면 평균 3년 이내에 사망한다.

비 증세로 대개 추정된다.[6]

1881년 입센이 이 희곡을 출간했을 때, 사람들은 보통 어머니에게 병이 없더라도 아버지로부터 매독이 전염될 수 있다고 믿었다. 스위스의 의학자이자 화학자인 파라셀수스는 1529년 매독이 유전성이며 아버지에게서 물려받는다는 생각을 처음으로 제안했다. 요즘 우리는 매독에 걸려 태어난 아이들이 병에 걸린 어머니가 임신 중이거나 출산 중에 산도를 통과하는 동안에 감염된다는 것을 알고 있다. 매독은 선천적일 수 있지만 유전은 아니다. 입센이나 당시의 다른 예술가들은 이를 알지 못했다.

다시 말해, 매독은 19세기에 상징적 가치가 더해져 부담을 안고 있었다. 선천성 매독은 아버지의 죄를 물려받은 아이들의 이미지가 될 수 있다. 에드바르 뭉크도 「상속」에서 이 주제를 탐구했다. 이 그림에는 우는 여자가 보인다. 그녀의 무릎에는 가슴에 붉은 발진이 있는 창백한 신생아가 앉아 있다. 아이가 매독에 걸린 것이다. 당시 뭉크는 성병과 같은 부끄러운 주제를 예술로 만들었다는 비판을 받았다. 그는 파리의 생루이 병원을 방문하여 매독 환자와 그 가족을 직접 눈으로 관찰한 경험에서 영감을 얻었다고 한다.[7]

전신 마비를 더 잘 알기 위해 1889년 1월 3일 바람이 휘몰아치는 이탈리아 토리노의 마을 광장으로 여행을 떠나 보자. 자갈길은 더러운 눈으로 덮여 있고 격노한 마부가 자신의 마차를 끄는

늙은 말을 채찍질하며, 강풍으로 잘 들리지 않지만 아마도 〈제기랄〉이라고 소리치고 있었을 것이다. 내가 이탈리아어는 잘 모르지만 말이다.

욕설을 퍼붓는 말 주인이 말에게 걸음을 재촉하자 한 남자가 진창을 뚫고 달려왔다. 그의 코트는 깃발처럼 뒤로 펄럭이고, 그는 필사적으로 마부나 말의 주의를 끌기 위해 미친 듯이 팔을 휘둘렀다. 마차가 절실히 필요한 걸까?

그를 알아보는 데는 시간이 좀 걸렸지만, 그는 유명한 철학자인 프리드리히 니체로 〈우리를 죽이지 않는 것은 우리를 더 강하게 만든다〉라고 말한 사람이다. 음, 프리드리히, 정말 그럴까? 그의 작은 안경이 코에 비뚤게 걸쳐져 있다. 아, 이런! 그때 안경이 땅에 떨어져 진창에 파묻혔다. 그의 특징인 크고 덥수룩한 콧수염이 거칠게 자란 수염과 섞여 있었다.

마부는 멍한 표정으로 이 기묘한 승객을 바라보고, 말은 귀를 살짝 앞으로 세운 채 가만히 있었다. 니체는 그들 앞에 다가가더니 마부를 밀쳐 내고, 그의 채찍을 낚아채 바닥에 내던졌다. 그리고는 말의 목을 와락 끌어안고 거친 갈기에 얼굴을 묻은 채 흐느껴 울었다.

「무슨 일이요?」 마부가 소리쳤다. 그러나 니체는 나처럼 이탈리아어를 잘하지 못하거나 대답하고 싶지 않은 것 같았다. 그는 울고불고하며 말에 매달렸다.

니체의 토리노 광장 발작은 그의 정신 이상의 시작을 알리는 사건으로 유명하다. 니체는 더 이상 철학책을 쓰지 않았지만, 친구와 지인 들에게 수많은 히스테리 편지와 엽서를 보냈다. 그는 곧 자신을 돌볼 수 없게 되었고 비참할 정도로 짧은 여생을 기관과 여동생의 집에서 보냈다. 방문객들은 그가 구석에 웅크리고 있고, 자기 소변을 마시며, 자신과 주변의 모든 것을 배설물로 더럽히는 모습을 보았다고 설명했다. 그는 11년 후에 죽었다.

당시 의사들에 따르면 니체는 매독으로 인한 전신 마비로 사망했다. 니체가 사망한 지 2년 후 진단을 공개한 정신 의학과 의사는 토리노의 마을 광장에서 발작이 일어나기 8년 전인 1881년 이후에 중추 신경계에 미치는 매독의 영향이 갑작스러운 조울증 발병으로 나타났다고 생각했다.

19세기 의사들은 신경 매독에 대한 경험이 상당했다. 당시 프랑스 매독 전문가에 따르면 19세기 말에 파리 인구의 15퍼센트가 감염되어 의사들이 집중 훈련을 받을 기회가 많았다. 더군다나 니체가 그 질환을 인정했다고 추정된다. 그런데도 지금은 논란의 여지가 있다고 여겨진다.[8]

니체의 죽음 이후, 많은 역사가와 임상의들이 정신병적 양극성 장애, 혈관 치매, 느리게 커지는 뇌종양과 같은 진단을 포함하여 그의 광기에 대한 대안적인 설명을 제시했다. 이는 흥미롭다. 물론 진실을 찾는 것은 재미있고 중요하며, 니체를 진찰한 의사들이 틀렸을 수도 있지만, 이 위대한 사람이 단순하고 부끄러운 성병이 아닌 다른 질병으로 죽었다면 사람들이 대안을 찾는 데 관심을 가졌을까?[9]

매독으로 인한 치매와 광기로 생을 마감한 유명인은 니체 말고도 있다. 미국의 갱 두목 알 카포네는 전임 보스의 매음굴에서 〈상품을 맛본〉 후에 매독을 얻은 것으로 보인다. 그는 매독을 치료하지 않고 방치했고(집에서 치료하지 마라) 마지막 몇 년을 보이지 않는 손님과 이야기하고 자기 재산에 숨긴 보물을 찾아다니며 항상 잠옷을 입고 종종 낚싯대로 무장한 채 보냈다. 그는 신경 매독에 페니실린을 투여받은 최초의 환자 중 한 명이었지만 치료가 너무 늦었다. 의사들은 그가 성인의 몸이지만 뇌가 썩어 들어가 12세로 줄어들었다고 선언했다. 그는 겨우 48세까지 살았다.

전신 마비는 과거의 일로 생각할 수 있지만, 불행히도 그렇지 않다. 2011년 벨기에 연구자가 새로운 사례의 논문을 발표했다.

환자는 조지아의 36세 버스 운전사로 한동안 공격성 문제로 어려움을 겪었다. 그는 과거에 알코올 의존자였는데, 그를 검사하고 치료한 의사들은 그가 의사를 방문하기 2년 전에 술을 끊었고 문제가 꾸준히 악화하고 있는데도 그의 증상을 알코올 의존증 탓으로 돌렸다. 의사들이 결국 매독 검사를 해 양성 결과를 얻고 페니실린으로 치료했을 때는 이미 너무 늦었다. MRI 사진에서 불행한 버스 운전사의 뇌 부분, 즉 전두엽, 정확히는 예의와 충동 조절을 담당하는 영역이 쪼그라든 것이 보였다.[10]

전신 마비는 노르웨이에서도 간과되었다. 『노르웨이 의학 협회 저널』에 실린 기사에 따르면, 1990년대 노르웨이의 급성 정신과 병동에서 3건의 신경 매독 사례가 발견되었다. 기사의 저자는 이 같은 경우를 놓치기 쉽다고 경고한다. 첫째, 오늘날 어쨌든 드문 이 질병을 경험해 본 의사가 거의 없다. 둘째, 매독은 여전히 훌륭한 모방자다.[11]

이 병이 척추보다 뇌를 파괴하면 척수 매독이라는 질환이 발생한다. 셜록 홈스 이야기로 가장 잘 알려진 작가이자 의사인 코난 도일 경이 이 병을 주제로 박사 학위 논문을 썼다.

척수는 뇌에서 신체로, 신체에서 뇌로 신호를 전달하는 신경근의 무리다. 척수 매독에 걸리면 신체에서 뇌로 느낌을 전달하는 뉴런이 공격받는다. 신경은 주변에 있는 지방 보호층인 미엘린을 잃어 고립된다. 그 결과 칼에 베인 것 같은 무시무시한 통증이 생긴다.

프랑스 작가 알퐁스 도데는 척수 매독을 앓았고, 통증을 줄이는 모르핀에 중독되어 겪은 증상을 일기로 기록했다. 일기는 사후에 『고통La Doulou』으로 출간되었다. 적절한 제목이다. 장담하건대 편안하게 읽을 책이 아니다.

〈매일 저녁, 갈비뼈에 끔찍하게 고통스러운 경련이 일어난다. 오랫동안 침대에 앉아서 책을 읽었는데, 그것이 내가 견딜 수 있는 유일한 자세였다. 나는 나무 밑에서 갑옷을 입고 앉아 있는 불쌍하고 늙은 다친 돈키호테다. 정확히 갑옷 같은 느낌이다. 강철

고리가 내 허리를 잔인하게 짓누르는 것 같다. 뜨거운 석탄 같다. 날카로운 바늘이 찌르듯 고통스럽다.)[12]

훨씬 더 나쁠 수도 있었다

매독 역사의 비극적인 측면 하나는 치료가 때때로 질병 자체만큼이나 환자에게 해를 끼쳤다는 것이다.

요즘 온도계에 수은 말고 다른 물질을 사용하는 데는 이유가 있다. 수은은 피부, 점막, 내부 장기(즉, 몸 전체)를 손상할 수 있다. 치아와 머리카락과 같이 원래 몸에 붙어 있어야 하는 것들이 빠진다. 그리고 수은은 뇌와 척수에 심하게 불쾌한 일을 할 수 있으며, 심각한 정신과적 혹은 신경학적 증상을 유발할 수 있다.

모자 장수처럼 미쳤다는 표현은 『이상한 나라의 앨리스』에 나오는 코믹한 캐릭터에서가 아니라, 유독 모자 제조자들 사이에서 만연한 미친 모자 장수 병으로 알려진 증후군에서 유래했다.

당시에 모자는 토끼나 비버 털로 만든 펠트 같은 천으로 제작하는 일이 잦았으며, 접착력을 높이기 위해 수은을 넣은 용액으로 처리되었다. 모자 제조자들은 열심히 모자를 만들면서 유독성 수은 증기에 노출되었고, 불행히도 그 증기가 머리로 침투해 글자 그대로 미친 모자 장수가 되어 버렸다.

온갖 무시무시한 부작용에도 불구하고, 수은은 20세기 초반까지 매독을 치료하는 데 사용되었다. 슬픈 사실은 효과적인 대안이 없다는 것이었다. 매독은 장애와 사망을 초래할 수 있어서 사람들은 뭐든 해야 했다.

1850년대 크리스티아니아(지금의 오슬로)에 있는 리크스 병원의 피부과 과장인 칼 빌헬름 보에크 교수는 수은 치료의 대안을 필사적으로 찾고 있던 한 사람이었다. 그는 〈큰 문제〉라고 여겼던 매독과의 전쟁을 주제로 여러 권의 책을 썼다.[13]

보에크는 프랑스 의사 오지아스 튀렌이 처음 도입한 〈매독화 syphilisation〉라는 방법을 채택해 더욱 발전시켰다. 이 방법의 기본 이론은 신체의 자연 방어력을 유발해 매독을 치료하는 것이었다. 이는 이미 매독에 걸린 환자에게 매독을 더 감염시키는 방식으로, 이론적으로는 인체가 승리할 때까지 매독을 계속 감염시켰다.

보에크 박사는 단순히 환자의 피부를 절개하고 다른 환자의 매독 궤양에서 추출한 고름을 주입했다. 그때마다 고통스럽고 고름이 가득 찬 궤양이 환자의 피부에 나타났다. 환자들에게 수십 개, 때로는 100개 이상의 궤양이 생겨났다. 보에크는 환자가 이 주사를 맞을 때마다 궤양의 수명이 점차 짧아지는 것을 관찰했으며, 이를 매독화가 긍정적인 영향을 미치고 있다는 증거로 해석했다.

보에크는 실험하기를 좋아했다. 그의 꿈은 환자에게 주사한 고름의 효과와 치료력을 지속해서 개선하는 것이었지만, 그의 책 중 하나인 1875년 『매독의 경험Erfaringer om syphilis』으로 판단하건대 그는 다양한 연구 방법을 채택한 것으로 보인다. 마법의 고름을 만드는 비법은 정말로 무엇이든 될 수 있었다.

환자에게 고름을 주입하기 전에 보에크는 고름에 상상할 수 있는 모든 약물을 차례로 혼합하려고 했다. 또한 그는 고름을 건조한 다음 수분을 다시 공급하고, 가열하고, 얼리고, 전류를 통과시키려고 했다. 특히 혐오스러운 한 실험에서 그는 처음에 소변 50방울, 다음에는 100방울, 마지막으로 200방울과 혼합했다. 분명히, 50방울과 100방울을 사용한 실험은 환자가 고통스러운 궤양이 더 생겼다는 의미에서 〈성공적〉인 반면, 불행한 여성의 팔뚝에 주사한 200방울의 혼합물(각 팔에 세 번 주입)은 너무 묽어서 궤양을 전혀 일으키지 않았다. 보에크는 소변을 어디서 얻었는지 말하지 않았지만 나는 내 경험에 비추어 추측했다.[14]

보에크는 특이한 동물 실험도 했다. 한 가지 예는 고양이의 피부 아래에 고름을 주입한 일이다. 보에크가 몇 번이나 계속 시도한 끝에 고양이는 결국 감염되어 귀 뒤에 궤양이 생겼다. 고양이가 건강한 새끼 고양이를 낳자 그는 새끼들에게도 고름을 주입했다. 새끼 고양이들에게도 궤양이 생기자, 그는 그 고름을 추출하여 몇몇 환자에게 주입했다. 이게 무슨 효과가 있었는지는 명확하지 않다.

19세기의 의사들은 환자의 사생활이나 비밀을 지킬 권리를 크게 걱정하지 않았다. 결과적으로 보에크의 책에는 이름, 생년월일, 직업과 같은 환자의 개인 정보가 담겨 있다. 1854년 『침대 옆에서 연구한 매독*Syphilisasjonen studert ved sygesengen*』에는 그 무렵 노르웨이 화가 크리스티안 크로그의 책에 등장하는 허구의 인물 알베르틴처럼 공공 성 노동자였던 20세의 카렌 도르테아 올스다테르라는 환자의 이야기가 포함된다.

카렌은 1853년 2월 20일 리크스 병원의 보에크를 방문했다. 그녀가 병동에 온 것은 그때가 세 번째였다. 그 당시 크리스티아니아에서 성을 팔았던 여성들은 경관 의사의 의무 검사에 참석해야 했으며(크로그의 그림인 「경관 의사의 대기실에 있는 알베르틴」에서 볼 수 있다), 체포와 같은 세부 활동 사항은 매춘 프로토콜이라는 공공 등록부에 기록되었다. 성병에 걸린 것으로 의심되는 경우, 당시의 보건법은 그들을 강제로 입원시켜 치료할 수 있다고 규정했다. 카렌은 입원한 당일에 체포되었으니 그녀에게 그런 일이 벌어졌던 것 같다.[15]

보에크가 카렌을 검사했을 때, 그녀의 피부가 맑은 밤하늘의 별처럼 작은 분홍색 반점으로 뒤덮인 것이 보였다. 내가 군나르에게 물었을 때처럼, 의사는 통증이 없고 연골 같은 궤양이 몸 어디에 또 나타났는지 물었지만, 그녀는 없다고 답했다. 하지만 보에크는 매독으로 진단하고 매독 치료에 들어갔다.

가여운 카렌은 6개월 동안 보에크의 병실에 머물렀다. 그 기간에 그는 그녀에게 고름 주사를 175번 놓았다. 나는 주사의 화학 성분에 소변이 없기를 바라지만, 그는 앞서 언급한 새끼 고양이의 고름으로 감염된 후 궤양이 생긴 환자의 고름을 적어도 한 번 사용했다.

결국 보에크는 카렌이 건강하다고 생각했다. 그는 〈그녀의 전반적인 건강 상태가 매우 좋아서 퇴원했다〉라고 적었다.[16]

보에크는 매독화를 기적의 치료법으로 보았고 그의 실험은 유럽의 다른 의사들에게 영감을 주었다. 그들은 매독화를 이용하여 환자를 치료하기 시작했다. 한 가지 작은 문제가 있었는데 치료 효과가 없었다는 것이다. 환자들의 매독이 사라지지 않았고 건강이 조금도 개선되지 않았다.

우리의 환자 카렌은 보에크로부터 건강 증명서를 받은 후에 재발로 여러 번 다시 입원했다. 그러나 결국 그녀는 기록에서 사라졌다. 나는 그녀에게 무슨 일이 일어났는지 알려 줄 출처를 찾지 못했다. 그녀가 완치되었는지 아니면 결국 매독으로 죽었는지 모르겠다. 어느 쪽이든, 그녀는 재발을 겪은 유일한 사람이 아니었다. 매독화가 효과가 없었기에 의사 대부분은 잠시 후 이 방법을 포기하고 수은을 다시 사용했다. 그러나 보에크는 자기의 의견을 고수했고 죽는 날까지 그의 방법과 그 탁월한 효과를 계속 변호했다.

오늘날 우리는 매독화가 효과가 없었다는 걸 안다. 우리는 그 방법이 왜 효과가 없었는지, 보에크가 매독을 치료하기 위해 자기도 모르게 환자에게 다른 성병을 감염시켰다는 것도 안다. 달리 말해, 매독화는 전염병을 콜레라로 치료하는 것과 약간 비슷했다. 보에크의 말을 바꿔 쓰면 다음과 같다. 〈이바지할 기회가 있다면 누구나 자신이 할 수 있는 일을 해야 한다.〉[17]

매독이 굳은궤양으로 알려진 연골 같은 궤양을 생성하는 반면, 통증이 있고 고름이 가득 찬 무른궤양이라고 하는 부드러운 궤양도 있다. 그러나 이 궤양은 매독이 아닌 다른 질병, 즉 무른궤양 환자의 고름에 있는 작은 간균(막대 모양으로 생긴 분열균)인 연성 하감균에 의한 성병에 걸려 발생한다.

1885년까지 의사들은 굳은궤양과 무른궤양이 모두 매독에 의해 발생한다고 믿었다. 사실, 오랫동안 그들은 임질, 매독, 무른궤양, 림프 육아종(염증성 종양) 사타구니라고 불리는 클라미디아 유형이 모두 하나의 같은 질병이라고 확신했다. 스코틀랜드의 의사 존 헌터는 임질 환자의 분비물을 자신에게 주사해서 이를 증명하려고 했다.

보에크 시대에는 눈에 보이는 두 궤양의 차이가 잘 알려져 있었다. 그의 책 중 하나에서 그는 무른궤양의 고름을 새로운 궤양을 생성하는 데 끝없이 사용할 수 있어 매독화에 매우 적합하다고 썼다. 하지만 굳은궤양은 그런 효과가 없었다.[18]

무른궤양을 일으키는 세균인 헤모필루스 뒤크레이는 칼 빌헬름 보에크가 무덤에 묻힌 지 15년 후인 1889년에 처음 발견되었다. 매독균인 나선형 모양의 매독 트레포네마는 1905년에 처음 발견되었다. 이 세균은 너무 가늘어서 일반 현미경으로 포착하기가 어렵다. 대신 어둠 속에서 희미하게 반짝이는 세균의 얇은 나선을 볼 수 있는 암시야 현미경이라는 기술을 사용해야 한다. 이는 마치 어두운 방에서 커튼의 틈을 열고 갑자기 공기 중에 떠다니는 먼지 티끌을 보는 것과 같다. 1907년이 되어서야 매독 진단을 위한 혈액 검사인 바서만 반응이 개발되었다.

내 생각에는 사람 대부분이 고양이와 소변을 이용한 보에크의 실험이 과했다는 데 동의할 것 같다. 하지만 어쨌든 그 당시에 이용할 수 있는 지식을 바탕으로 타당하게 행동한 과거의 의사를 판단하거나 조롱하는 것은 옳지 못하다. 그가 믿었던 것처럼 매독과 무른궤양이 실제로 같은 질병이었다면 매독화가 효과가 있었을 것이다. 나는 보에크의 행동이 좋은 의도였다고 믿기로 했다. 자신이 〈희미한 희망의 빛〉이라고 묘사한 매독화가 수은을 대체하고 환자를 도울 수 있다고 다른 의사들을 설득하려는 보에크의 열망은 너무나 강렬했다.[19]

매독화는 보에크와 함께 무덤으로 갔지만 의사들은 여전히 수은 사용을 꺼렸다. 1875년에 보에크가 사망하자 피부과 의료 총책임자 직은 그와 성이 같은 의사 세사르 보에크에게 넘어갔다. 그는 칼 빌헬름의 조카였으며 삼촌과 마찬가지로 매독 치료법에 관해 다른 의사들에게 동의하지 않았다. 그러나 그는 삼촌에게도 동의하지 않았다. 매독화에 의존하지 않고 그는 환자들을 아무런 치료도 하지 않고 병원에 누워 있도록 하겠다고 결정했다.

냉정하게 들릴지 모르지만, 대안이 수은 중독이나 고통스러운 궤양이라는 점을 고려할 때 이는 현명한 결정처럼 보인다. 세사르 보에크는 신체가 스스로 치유할 수 있는 능력을 굳게 믿었다.

그는 영양가 있는 음식과 침대에서의 충분한 휴식이 자연 치유력을 유도하는 중요한 수단이라고 생각했다. 그래서 피부과 환자들은 이 두 가지를 모두 제공받았다.

1891~1901년에 매독 초기 단계에 있는 2,000명에 가까운 환자가 관찰을 위해 세사르의 병동을 거쳐 갔다. 여러 단계에서 나타난 그들의 증상, 사망 원인, 사후 부검 중에 발견된 사실이 모두 기록되어 보관되었다. 1955년, 그의 노트가 검토되었고, 조사 결과는 〈치료되지 않은 매독에 대한 오슬로 연구〉로 발표되어 오늘날까지도 인용된다. 세사르 보에크의 환자들이 없었다면 매독 환자를 치료하지 않고 병이 진행되도록 내버려둘 때 어떤 일이 일어나는지 결코 알 수 없었을 것이다.

이 자료에 따르면 대부분이, 실제로 총 60퍼센트가 저절로 매독이 나았고 나머지는 근골격계 합병증이나 심혈관 질환, 신경 매독을 앓았다. 일부는 매독으로 사망했지만 많은 사람이 매독을 〈지닌 채〉 사망했다. 결핵 같은 다른 질병도 함께 앓다가 그 질병으로 사망한 사람도 있었다.[20]

세사르 보에크는 1910년까지 자료를 계속 수집했다. 그 후, 새로운 약을 사용할 수 있게 되자 그는 갑자기 이 비치료 방식을 중단했다. 살바르산과 나중에 네오살바르산(주사용의 비소 화합물)은 매독 세균을 죽였지만, 수은보다 신체에 심각한 손상을 덜 입혔다. 그러나 아직 성공은 아니었다. 비소는 수은이 아닐 수 있지만, 여전히 비소다(그리고 애거사 크리스티는 그것에 대해 우리 모두에게 충분히 가르쳐 주었다).

매독 치료의 역사는 스코틀랜드의 의사이자 세균학자인 알렉산더 플레밍 덕분에 극적인 변화를 겪었다. 편도샘에서 농양, 치명적인 혈액 중독에 이르기까지 온갖 병을 유발할 수 있는 세균의 일종인 포도상 구균 연구를 수행하면서 그는 엄청난 발견을 했다. 그가 뛰어난 과학자였을지는 모르지만, 그의 실험실은 특별히 깨끗하지 않았다. 1928년 8월, 그가 가족과 함께 휴가를 떠나면서 포도상 구균 군체가 들어 있는 페트리 접시 더미를 실험실 벤치에 방치했다. 엄격히 말해 이렇게 부주의하게 행동하는 사람이라면 실험실 작업이 포함되지 않는 직업을 찾는 것이 현명하다고 생각할 수 있다. 하지만 이 경우에는 그 무질서가 유익한 것으로 밝혀졌다. 신선한 공기와 쾌적한 실내 온도에 노출된 다른 미생물이 페트리 접시에 침입할 기회를 얻은 덕에 플레밍이 휴가를 마치고 집으로 돌아왔을 때 매우 놀라운 발견을 했다. 푸른곰팡이의 일종인 페니실륨 노타툼의 군체가 접시 중 하나에서 자랐고 그 주변의 포도상 구균은 활동을 멈춘 상태였다. 더군다나 남아 있는 부분은 힘없고 약해 보였다. 플레밍이 보기에 곰팡이 속의 무언가가 포도상 구균을 죽인 게 분명했다. 플레밍은 다른 해로운 세균에 곰팡이 물을 테스트한 후에 기쁘게도 그 항균력이 광범위하고 효과적인 영향을 미친다는 점을 발견했다. 아주 우연히, 플레밍은 세계 최초의 항생제이자 우리가 모두(특히 군나

르) 행운으로 여겨야 하는 페니실린을 발견했다.[21]

「다시 봐서 반가워요.」군나르를 다시 상담실로 안내하며 내가 말했다. 그는 이전과 같은 의자에 앉았다. 「잘 지내셨죠?」

「여러 가지 생각으로 머릿속이 복잡했어요.」군나르가 말했다.

「이를테면?」

「발광.」군나르가 말했다.「척수 염증, 참을 수 없는 통증, 상처, 역겨운 발진, 심장 질환, 요절.」

「걱정하셨어요?」내가 물었다.

그가 어깨를 으쓱했다. 「차라리 전 생식기 사마귀가 나아요.」

「다행히도 전부 다 없앨 수 있을 거예요. 우리에게 효과적인 치료법이 있으니까요.」

「정말 다행이네요! 치료법이 뭐죠?」

「페니실린이요. 엉덩이에 주사를 맞아요.」

「물론 엉덩이에 맞겠죠. 알약으로는 안 돼요?」

「엉덩이에 맞아야 해요.」내가 주장했다. 「데포 주사예요. 다량의 약이 근육에 주입되어 혈관으로 조금씩 들어가요. 주사를 좋아하는 사람은 아무도 없지만 더…….」

「더…… 나쁠 수도 있었죠.」군나르가 내 문장을 완성했다.「장담하건대 더 나쁠 수도 있었어요.」

「맞아요.」내가 그를 진찰용 소파로 데려가며 말했다.「덧붙이자면, 말라리아가 한때 매독 치료에 사용되었다는 걸 아세요?」

「왜죠?」군나르가 물었다.

「매독균은 너무 뜨거우면 죽거든요.」내가 말했다. 「말라리아 환자들은 열병에 시달리잖아요.」

「맙소사!」군나르가 말했다.

나는 그에게 바지를 내리라고 말했다. 고름이나 수은, 말라리아, 비소 대신에, 내 손에 있는 주사기는 점성이 있는 흰색 페니실린으로 채워져 있었다. 바늘이 군나르의 둔부 근육으로 미끄러져 들어가는 동안 내가 플런저를 천천히 눌렀다.

「천천히 주사해야 한답니다. 나는 비열하거나 그런 짓을 전혀 하지 않고 있어요.」

「알았어요, 알았어요.」

나는 바늘을 꺼낸 후에 면봉을 문질러 일을 끝냈다.

「이제 다 끝난 거죠, 그렇죠?」군나르가 탁자에서 미끄러져 내려와 바지를 잡아당기며 물었다.

「네. 그런데 두 번 더 주사를 맞아야 해요. 다음 주에 다시 오세요. 그리고 그다음 주까지. 그럼 완전히 끝나는 거예요.」

「농담이죠. 이걸 두 번 더 해야 해요?」

「안타깝게도, 당신은요.」

「그리고 더 나쁠 수도 있었어요.」군나르가 얼굴을 찌푸리며 말했다.

「그럼요. 코를 잃을 수도 있었으니까요.」

「정말 대단하세요.」

「저도 잘 알고 있어요.」그를 보내며 내가 말했다. 「빨리 나으세요. 다음 주에 얘기해요.」

코 없는 사람들

단편 소설 「별 모양의 발진」에서 미하일 불가코프는 의사와 매독 환자의 만남을 이야기한다. 환자가 상황의 심각성을 이해하지 못하자 낙심한 의사는 그에게 겁을 주어 정신을 차리게 하려고 한다. 이는 의사였던 불가코프 자신의 경험담을 투영한 것이다.

〈나는 더 이상 그가 겁먹을까 봐 두려워하지 않았다. 그럴 리가! 오히려 나는 그의 코가 뭉개질 수도 있다고 귀띔했다.〉[22]

그럴 수도 있기 때문이다. 모든 조직은 혈류를 통해 신체로 전달되는 산소에 의존한다. 매독균이 혈관에 염증을 일으키면 조직이 산소를 공급받지 못해 질식하여 썩을 수 있다. 15세기 후반의 매독 전염병 이후로 사람들은 벌어진 큰 종기로 인해 환자의 얼굴이 핼러윈 마스크로 바뀌는 모습을 보았다. 코가 특히 취약했으며, 코가 사라진 얼굴은 눈에 쉽게 띄기 때문에 부끄러운 질병을 숨기기 어려웠다.

16세기부터 나무나 금속으로 만든 인조 코가 사용되었다. 강철이나 마호가니 코는 그리 자연스럽지 않게 보일 수 있지만, 없는 것보다는 나았다. 눈의 염증으로 인해 일부 매독 환자가 빛에 민감해진 탓에 종종 색안경에 콧대가 부착되었다.

기원전 6700년경에 살았던 인도의 의사 수슈루타는 사라진 코를 외과 수술로 재건한 최초의 사람으로 보인다. 그는 환자의 이마에서 떼어 낸 피부를 사용해 새로운 코를 만드는 기술을 개발했다. 수슈루타와 그의 학생들은 매우 혁신적이었고 코와 귀, 생식기를 재건하는 방법을 탐구했다. 당시는 신체 부위를 잘라내어 처벌하던 사회였기에 그들이 훈련할 기회가 많았을 것이다.

19세기와 20세기가 되어서야 이러한 인도의 방법이 유럽 의사들에 의해 재발견되고 채택되었으며, 오늘날에도 성형외과 의사들이 유사한 방법을 사용하고 있다. 매독 환자의 코를 재건하는 방법 하나는 팔뚝 아래쪽 피부를 완전히 제거하지 않고 정사각형 모양으로 떼어 내는 것이었다. 한쪽 끝은 팔뚝에 붙어 있지만, 다른 쪽 끝은 코가 있던 자리에 꿰매어 붙여졌다. 환자들은 얼굴의 나머지 피부와 새로운 코 사이에 혈액 공급이 이루어질 때까지 몇 주 동안 팔뚝을 얼굴에 붙인 채 다녀야 했다. 만약에 피부가 팔에서 한 번에 완전히 제거되었다면 혈액 순환 부족으로 죽었을 것이다.

코가 없는 삶은 외로운 삶이었을 테다. 코가 없는 사람은 지나가는 사람들에게 배가 좌초되지 않게 거리를 유지할 것을 경고하는 등대와 같았다. 게다가 환자는 온갖 통증이나 치매, 광기, 장기 부전을 겪으며 두려운 매독의 마지막 단계를 기다렸다. 그것이 일어날지, 언제 일어날지 아무도 몰랐다. 그러나 실제 클럽과 가상 클럽의 역사를 자세히 설명하는 1709년의 풍자적인 책『런던 클럽의 비밀 역사』의 저자를 믿는다면 코가 없는 사람들에게도 한 줄기 희망이 있었다.

코 없는 클럽은 크럼프턴이라는 사람이 설립했다(클럽이 존재했든 아니든, 어쨌든 훌륭한 이야기다). 도시를 돌아다니면서 그는 책에서 말하듯이 〈프리아포스* 신에게 제물을 바친 후 납작한 얼굴이 된 많은 불행한 사람들을 보았다〉.

크럼프턴은 코가 없는 사람들을 한자리에 최대한 많이 모아 놓으면 재미있는 광경이 되리라고 생각했다. 그래서 코 없는 클럽의 아이디어가 탄생했다. 그는 적합한 후보들을 술집에서 만나자고 초대했고, 코 없는 사람들이 한 명씩 도착하여 크럼프턴을 찾았다. 클럽의 위층으로 안내된 그들은 놀랍고 기쁘게도 다른 손님들 모두가 자신과 같은 부끄러운 결점이 있다는 걸 알게 되었다.

클럽은 성공적이었고, 코 없는 사람들은 〈마치 그들의 죄가 자존심이고 그들의 고통이 영광인 것처럼〉 농담하고 즐겼다. 그들은 코가 잘린 두 마리의 돼지 꼬치구이를 대접받았다(분명히 요리사가 경의를 표한 것이리라). 방에서 유일하게 코가 있는 크럼프턴은 터무니없는 광경과 좋은 친구들을 한껏 즐겼다.

1818년 『블랙우드의 에든버러 매거진*Blackwood's Edinburgh Magazine*』에 실린 코 없는 클럽에 관한 기사에 따르면, 회원들은 매달 계속 만났지만 슬프게도 영원한 것은 없었다. 첫 모임이 있은 지

---

* 그리스 신화에 나오는 번식과 다산의 신으로 유난히 큰 성기를 지녔다. 프리아포스는 위험할 정도로 발기가 지속되는 증상을 의미하기도 한다 ─ 원주.

1년도 채 되지 않아 크럼프턴이 세상을 떠났고, 클럽의 나머지 회원들은 장례식에서 사랑하는 친구를 기리기 위해 시를 낭송했다.

> 높은 코를 가진 너그러운 친구의 죽음을 애도합니다.
> 그는 비천한 코를 가진 자를 경멸하지 않았고,
> 로마의 높이를 자랑하면서도,
> 코가 없는 자를 위로하기 위해 아주 낮게 굽힐 수 있었습니다.
> 아! 확실히 코 없는 클럽은
> 코를 가진 아주 후하고 친절한 사람을 찾을 수 없을 겁니다.
> 아아, 슬프도다! 이제 그는 깊이 가라앉았습니다.
> 왕도 노예도 코를 지킬 수 없는 곳으로.
> 하지만 교만한 미녀들, 뽐내는 미남들과 모든 사람이
> 곧 코 없는 유행에 빠지게 될 곳으로.
> 당신의 친구는 그곳으로 겸손하게 갔습니다.
> 당신의 코처럼 코가 없어지도록.

그 후, 그들은 모두 각자의 길을 갔다.

제5장
나일강의 죽음

질편모충염에 관한 약간의 지식

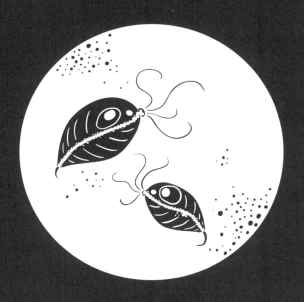

악에게 마음을, 속옷을 열지 마라. 그러면 악이 찾아올 테니.

— 애거사 크리스티, 『나일강의 죽음』

의사는 종종 탐정과 비슷하며 나는 그 점이 좋다. 그리고 골치 아픈 분비물이 나오는 환자의 의사가 되는 일은 훨씬 더 좋다. 의사 일은 나를 어떤 칙칙하고 역겨운 추리 소설의 영웅처럼 느끼게 한다. 성병학계의 에르퀼 푸아로*인 나는 내 작은 회색 세포를 사용하여 내 불쌍한 환자의 끈적끈적한 불행을 일으킨 전염병의 가면을 벗길 것이다. 그러고 나서, 바라건대, 나는 문제를 해결하고 환자의 안도감에 흠뻑 젖을 수 있을 것이다.

그러나 먼저 어떤 환자에 대해 조금 이야기하겠다. 그녀는 내 진료실에 와서(푸아로와 상담하는 사람들처럼) 내가 코밑을 쓰다듬으며 벨기에 프랑스어로 부드럽게 중얼거릴 때 자기를 소개하며 문제를 이야기했다.

「카린이라고 해요.」 그녀가 눈을 아래로 향한 채 중얼거렸다.

* 애거사 크리스티의 추리 소설에 등장하는 벨기에 출신의 명탐정.

그녀는 나와 악수한 후에(그녀의 손은 느슨하고 자신감이 없었다) 내가 손으로 가리키는 의자로 걸어갔다.

사타구니나 엉덩이에 통증이나 가려움증이 있는 사람들은 걸을 때 특징을 보인다. 그들은 피부의 마찰을 막기 위해 다리를 넓게 벌리고 걷거나, 긁혀서 시원한 느낌을 더 오래 끌고 필연적으로 뒤따를 타는 듯한 따끔거림을 미루기 위해 허벅지를 꽉 쥘 수도 있다.

카린은 어느 방법이 최선(또는 최악)인지 결정하지 못한 게 분명했다. 먼저 그녀는 세 걸음을 크게 내딛고, 그다음에는 짧고 마찰이 심한 두 걸음을 내디딘 후에 계속 그 걸음으로 의자까지 갔다. 그녀는 엉덩이를 의자 가장자리에 걸치고 허벅지를 충분히 벌린 다음 깊은 한숨을 쉬며 머리를 손에 얹었다.

「정말이지 안 해본 게 없어요.」 그녀가 말했다.

「그러셨어요?」 내가 대답했다.

카린은 이미 공립과 사립 병원의 여러 의사를 만났다고 했다.

「그런데 문제가 뭐죠?」 내가 물었다.

「끊임없이 분비물이 떨어져요. 그리고 냄새가 정말 심해요.」 카린이 말했다.

훌륭한 의사와 탐정이라면 누구나 알고 있듯이 악마는 디테일에 있으므로 카린에게 자세히 설명해 달라고 부탁했다. 그녀는 분비물이 묽고 약간 거품이 있다고 말했다. 잘 흔들어 놓은 우유 팩의 우유와 비슷하고 끔찍하게 지독한 냄새가 난다고 했다.

「생선 냄새가 나요?」내가 물었다.

「시체 냄새요.」카린이 연극 조로 대답했다.「그런 냄새가 나는 음식은 절대 먹지 않을 거예요.」

그리고 그녀는 통증도 있었다. 점막이 너무 아파서 밤에 거의 잠을 잘 수 없었고, 실제로 그녀가 미국에서 교환 학기를 마치고 돌아온 이후로 몇 달 동안 통증이 계속되고 있었다. 그녀를 진료한 의사들은 가능한 한 모든 방법으로 그녀의 병을 치료했다. 그녀는 여러 차례 아구창 약을 먹었고 성병 검사를 받았으며 이른바 질 카타르 즉, 세균성 질염 치료를 받았다.

「그렇지만 뭐가 문제인지 아무도 알아내지 못했어요. 아무도요!」

「포기하지 않으셔서 다행입니다. 여기에 오신 건 정말 잘한 일이에요!」

「왜죠? 도움이 안 될 거잖아요, 그렇죠? 아무도 나를 도울 수 없어요.」

몸이 제 역할을 하지 않아 아픔과 통증이 있는데, 원인을 모를 때는 몹시 답답하다. 문제가 오랫동안 계속되면 훨씬 더 답답하며, 치료하는 의사가 문제를 즉시 해결할 수 없으면 더 답답하다.

환자의 고생과 비교할 수는 없지만 이런 상황에 부닥친 의사도 별로 재미가 없다. 나는 물론 돕고 싶고, 불만족한 환자로 인해 느끼는 무력감과 부족감을 절대적으로 싫어한다. 그러나 실제로 그런 일은 자주 일어난다. 의학적 문제를 해결하는 데는 종종 시간이 걸리며 때로는 시행착오가 포기할 때라는 신호라기보다는 해결책을 얻는 과정이 될 수 있다.

「항상 쉽지만은 않아요.」 내가 말했다. 「하지만 최선을 다할 겁니다. 그리고 기억하세요. 효과 없는 모든 것이 우리에게 중요한 정보를 제공해요! 우리는 다시 시도하는 일을 귀찮게 여기지 않을 겁니다.」

「하지만 더 이상 참을 수 없어요.」 카린이 말했다. 「정말 참을 수 없어요.」

분비물

환자와 환자의 문제를 알았으니 분비물에 관해 조금 더 알아보자. 에른과 같이 분비물이 있어서는 안 되는 음경이 있는 사람과 카린과 같이 분비물이 있는 게 정상인 사람의 분비물은 큰 차이가 있기 때문이다.

사춘기부터 여성의 속옷에는 건강한 분비물이 군데군데 보이기 시작한다. 분비물은 자궁 경부(자궁목, 자궁의 아래쪽 끝에 좁아지는 부분)의 땀샘에서 만들어지며 몇 가지 중요한 기능을 수행한다. 분비물은 강물처럼 질을 통해 흐르면서 쓸모없는 물질을 구멍 밖으로 내보낸다. 질은 자동 청소 튜브다! 일부 매우 특별한 세균이 분비물에 살면서 신체의 나머지 부분보다 질을 더 산성으로 유지하는 젖산을 생성한다. 이 산성 환경은 다른 적대적인 미생물의 활동을 더 어렵게 만들므로 골반 부위의 신체 방어 체계에서 중요한 부분이다.

분비물 문제의 근본 원인을 파악하고자 한다면 환자의 분비물 여부를 묻는 것만으로는 충분하지 않다. 분비물에 관해 혼란스러운 점은 여성의 속옷 상황이 사람마다 다르다는 것이다. 분비물이 거의 없는 사람이 있는가 하면, 하루에 여러 번 속옷이나 팬티 라이너를 갈아야 하는 사람도 있다. 한 사람에게 정상적인 것이 다른 사람에게는 질병의 징후로 해석될 수 있다. 그리고 더 혼란스럽게도 사람의 분비물이 항상 같은 것은 아니다. 양뿐만 아니라 색상, 냄새, 농도도 크게 변할 수 있다.

간단히 말해서, 분비물에 영향을 미치고 변동을 주는 세 가지 요인이 있다. 첫 번째는 호르몬이다. 생리 주기 동안 신체의 다양한 호르몬 수치가 변동하여 분비물의 농도와 양에 영향을 미친다. 예를 들어, 손가락 사이로 길게 늘어나는 끈적끈적하고 반짝이는 달걀흰자 같은 분비물이 있다면 배란이 임박했음을 의미한다. 한편, 묽고 콧물 같은 분비물은 배란 후에 흔하다. 임신 중에는 호르몬 수치가 변해 이전보다 분비물이 훨씬 더 많아진다. 여성이 폐경기에 이르면 분비물이 줄어들고 젖산균이 사라진다.

두 번째로 분비물의 변화를 일으키는 일은 음, 질에 뭔가를 넣는 것이다. 가장 큰 원인은 비누와 물이다. 질 내부를 헹구거나 씻으면 건강한 분비물이 제거되어 젖산균이 제거된다. 이때 신체는 더 많은 분비물을 생성하여(분비물이 있어야 하므로) 젖산균이 다른 세균이나 곰팡이로 대체될 수 있다.

알칼리성인 정액은 혈액이 그렇듯이 질 환경에도 영향을 미친다. 알칼리성 환경이 될수록 분비물 냄새가 바뀌고 다른 미생물이 번성할 수 있다. 그 외에도 사람들은 질에 다른 물체를 많이 집어넣는다. 냄새 나는 유서 깊은 물건 중 하나는 넣고 나서 잊어버린 솜방망이(탐폰)이다. 다른 것들로 요구르트나 바나나, 기타 과일과 채소와 같은 식품이 포함된다. 그리고 때때로 사람들은 선의로 약을 사용한다. 질에 국소 투여되는 약물과 신체의 다른 부분의 문제를 해결하기 위한 약물 모두 질 환경과 분비물에 영향을 줄 수 있다.

분비물에 영향을 미치는 세 번째는 미생물이며, 이것이 내가 지금 설명하려는 것이다. 클라미디아, 미코플라스마, 임질과 같은 성병은 염증을 일으켜 백혈구, 고름, 때로는 혈액으로 가득한 분비물을 만들 수 있다. 효모 감염으로 인한 염증에서는 걸쭉하고 흰색이며 코티지치즈처럼 보이는 분비물이 생길 수 있다. 세균성 질염(또는 질 카타르)의 경우, 좋은 젖산균 대신 환경을 알칼리성으로 만드는 작은 세균의 바다로 바뀌어 상당한 악취를 유발한다. 대표적으로 생선이 썩는 듯한 지독한 악취가 난다.

해결책 찾기

카린이 산부인과 의자에 앉았다. 그녀의 점막은 소방차처럼 붉고 너무 아파서 의사가 질에 삽입하는 도구인 검경speculum을 사용하여 내부를 검사할 수 없었다.

「따끔거려요.」내가 얇은 플라스틱 주걱을 그녀의 질에 부드럽게 넣고 약간의 분비물을 모아 유리 슬라이드에 바를 때 그녀가 말했다. 그런 다음 내가 큐팁스 면봉과 다르지 않은 면봉을 깊이 삽입해 부드럽게 휘저었다.

「옷을 입으세요.」내가 카린에게 말했다.

그녀는 산부인과 의자에서 뛰어내려 커튼 뒤로 사라졌고, 나는 분비물을 담근 면봉으로 중요한 일을 두 가지 했다. 먼저 면봉을 pH 종이에 문지르니 녹색에서 파란색으로 즉시 변했다. 이는 카린의 분비물의 pH가 정상보다 훨씬 높다는, 말하자면 알칼리성이라는 신호였다. 그 후, 나는 작은 유리병의 수산화칼륨 한 방울을 면봉 끝에 떨어뜨려 코 바로 아래에 붙인 다음 눈을 감고 냄새를 맡았다. 물론 바로 그 순간 커튼 뒤에서 카린이 나왔다. 그녀가 멈춰 서서 나를 쳐다봤다.

「이건 실제로 아주 중요한 시험입니다.」내가 말했다.

카린은 아무 말도 하지 않았다. 그녀의 눈썹이 앞머리 아래로 치켜졌다.

「내가 왜 실험했는지 알고 싶으세요?」

그녀가 고개를 저으며 〈정말로, 감사합니다〉라고 말했다.

〈별말씀을요〉라고 말한 후에 나는 양해를 구하고 카린의 분비물이 묻은 슬라이드를 손에 들고 방을 나갔다.

내가 한 시험은 스니프 테스트라고 한다. 세균성 질염이 발생하면 젖산균이 질에서 사라지는데, 이때 아민이라는 악취가 나는 물질을 생성하는 세균이 대신 생겨난다. 분비물이 알칼리성이 되면 냄새가 더 심하고 비린내가 난다. 카린의 냄새 검사는 양성이었다. 현미경 앞에 앉았을 때 맡은 썩은 생선 냄새 같은 악취가 내 콧구멍에 남았다.

나는 분비물 방울과 소금물 위에 웨이퍼처럼 얇고 깨지기 쉬운 유리 커버슬립을 덮고 무색의 눅눅한 덩어리에 감탄하기 시작했다. 구슬처럼 작고 둥근 살아 있는 백혈구가 많이 보였고 이는 분명히 심각한 염증의 징후였다.

슬라이드에 바른 샘플에서, 내가 현미경 측면의 바퀴를 돌리며 렌즈 아래의 슬라이드를 움직이자 구슬 모양의 이 세포들이 방울에서 생성된 작은 전류를 따라 좌우로 흔들렸다. 너무 세게 돌리면 전류가 너무 강해져서 세포가 날아가 버릴 수 있었다. 나는 폭풍을 피하려고 바퀴를 천천히 돌렸다.

버섯 찾기

카린의 상황 — 이해할 수 있는 그녀의 조바심과 극심한 불편함 — 때문에 나는 현미경 쪽으로 몸을 구부리며 긴장감을 느꼈다. 나는 돕고 싶었지만 좋은 해결책을 찾을 수 있을지 확신이 서지 않았다. 나는 오랫동안 앉아서 슬라이드를 바라보았고, 처음에는 아무것도 보이지 않아서 시간을 끌기에 좋았다.

이 일은 숲에서 살구버섯을 찾는 것과 비슷했다. 계속 바라보았지만, 내게는 이끼와 단풍만 보였다. 하지만 그때 뭔가 딱 하고 맞는 것 같았고, 버섯이 보였다. 갑자기 그것들을 보지 않을 수 없었다. 이미지가 바뀌고 새로운 차원이 시야에 들어왔다. 버섯은 눈에 잘 띄는 곳에 숨어 있었다. 버섯들은 어디에서 봐도 보이지 않았었다. 이제 그것들은 이끼의 부풀어 오른 잎맥처럼, 새로 떨어진 노란색과 주황색 낙엽들 사이에 수분기 많은 줄로 나타났다. 여기저기에 살구버섯이 있었다.

살구버섯, 또는 내 경우에는 카린의 불행인 독특한 작은 생물이다. 그것들은 타원형이고 아마도 나일강의 유람선과 비슷하며 백혈구보다 약간 더 크다. 그것들은 질편모충(질트리코모나스)으로 사면발니와 옴처럼 기생충이다. 하지만 더 고등 동물인 기어다니는 기생충과 달리 질편모충은 단세포 기생충인 원생동물이다. 작고 엄청나게 단순하다. 그것이 환자 안에 집을 지으면, 우리는 그 사람이 질편모충염을 앓고 있다고 말한다.

질편모충을 알아보게 하는 건 움직임이다. 부드럽고 둥근 끝에 편모(섬모라고도 하는 가는 털)가 튀어나와 기생충이 앞으로 나아가는 데 사용한다. 정자 세포의 채찍 꼬리와 비슷하다. 그러나 정자와 달리 질편모충에는 여러 개의 섬모가 있다. 앞쪽에 네 개, 뒤쪽에 한 개다. 그리고 현미경 아래에서 섬모는 미친 듯이 몸부림치고 회전한다. 이 열광적인 채찍질 동작으로 보트 모양의 작고 이상한 것들이 맹렬하게 움직인다. 유원지에서 본 범퍼카의 움직임이 떠오른다. 질편모충은 앞으로 나아가 이웃 세포에 충돌한 다음 뒤로 돌아서 다시 시도한다. 전혀 움직이지 않고 자기 축을 중심으로 미친 듯이 회전하는 질편모충도 있다.

프랑스의 의사이자 생물학자인 알프레드 돈은 질편모충을 발견해 설명한 최초의 사람이었다. 그는 내가 사용하는 방식으로 질편모충을 발견했다. 나는 습식 표본을 만들었는데, 이는 에른에게서 임균을 검출하기 위해 사용했던 건조되고 염색된 도말과는 달리 세포가 살아 있을 때를 보여 준다. 돈은 1836년에 일반 광학 현미경을 사용하여 원생동물을 발견해 설명했다.

질편모충을 진단하는 일은 내 직업에서 가장 만족스러운 측면 중 하나다. 살아 있고, 미친 듯 날뛰며, 특이한 이 기생충을 보는 일이 흥미진진할 뿐만 아니라 환자에게 〈이거 보세요〉라며 구체적인 증거를 보여 줄 수 있다. 내가 환자들에게 그들의 문제가 무엇인지 안다고 말할 수 있다. 때때로 나는 동료들과 함께 이 기생충을 볼 기회를 얻지만, 빨리 봐야 한다. 따뜻하고 쾌적한 질 내부에서 내가 꺼낸 기생충들은 외부에서 오래 살 수 없다. 살아 있는 동안에 이 기생충을 보기 어려울 수 있지만, 죽고 나면 구별하기가 훨씬 더 어렵다.

질편모충염trichomoniasis은 참으로 입에 붙지 않는 단어다. 이는 털을 뜻하는 그리스어 트릭스thrix에서 유래했으며, 격렬하게 움직이는 털이라는 뜻이다. 현재 사용되는 구어체 대안이 없다는 점은 우리가 그 존재를 얼마나 모르고 있는지 알려 준다. 대부분은 사면발니와 옴에 대해서 들어 봤을 것이다. 하지만 질편모충염에 대해 들어 본 적이 있는지 없는지는 주로 우리가 세계의 어느 지역에 사는지에 달려 있다. 질편모충염은 세계에서 흔한 성병 중 하나이며, 실제로 가장 흔하게 치료할 수 있는 성병으로 연간 약 1억 6000만 건의 신규 환자가 발생한다.[1]

　바꾸어 말해, 전 세계적으로 질편모충염은 클라미디아보다 흔하지만, 노르웨이에서는 환자가 매우 드물게 발생한다. 그래서 노르웨이에서는 질편모충염을 성교육 수업이나 공공 정보 프로그램에서 다루지 않는다. 나도 의대생이 될 때까지 이 병에 대해 들어 본 적이 없었다. 상대적으로 드물고 알려지지 않은 이 질병에 걸리면 실제로 간과하기가 더 쉽다. 우리는 이 병을 고려하지 않기 때문에 자주 예상하지도 않는다. 이것이 바로 카린에게 일어난 일이다.

　전에 카린을 진료했던 의사들은 실제로 아무 잘못이 없다. 분비물이 나오고 골반 부위가 가려운 여성이라면 우선 클라미디아 검사를 하고 효모 감염이나 세균성 질염을 치료하는 게 일반적이다. 이상적으로는 우리가 모든 환자의 분비물을 현미경으로 검사해야 한다. 그러나 의사가 이미 압박감을 느끼는 환경을 고려하면, 환자를 처음 진료할 때 평범한 질문에 비교적 드문 해결책을 먼저 검토한다면 잘못된 일일 것이다. 말발굽 소리가 들리면 얼룩말보다 말을 볼 가능성이 더 크다. 현미경으로 분비물을 검사하더라도, 은밀한 그 범퍼카는 여전히 레이더망에 잡히지 않을 수 있다. 그것을 항상 쉽게 발견할 수 있는 것은 아니다. 그리고 모든 분비물 샘플에서 같은 수의 표본을 수집할 수 있을지 확신할 수 없다. 그러나 카린 같은 환자가 일반적인 방법을 모두 탐색한 후에도 여전히 문제가 있다면 그때가 바로 경보가 울리는 때다. 더 많은 검사와 더 광범위한 테스트를 수행해야 한다. 그래도 문제가 해결되지 않으면 동료의 조언을 구하거나 환자를 다른 의사에게 의뢰할 수 있다.

그러나 환자가 첫 번째 방문에서 모든 게 낫기를 기대하는 경우, 때때로 해결책을 찾기 위해 약간의 시행착오를 거쳐야 한다는 생각을 의사가 제대로 전달하지 못한다면 환자는 같은 문제로 같은 의사를 다시 찾지 않고 다른 곳에서 운을 시험해 볼 것이다. 그러면 주기가 다시 시작될 수 있다. 또 한 번 아구창 치료를 받고 클라미디아 검사를 또 받는다. 진척이 없다.

질편모충은 점막 간 접촉을 통해 옮겨지며(콘돔이 보호 기능을 제공한다는 의미다) 질이나 요도에 서식한다. 이 기생충은 몸 안으로 더 퍼지지 않고 이 부위에 계속 산다. 남성의 경우 질편모충염이 작열감과 요도 가려움증을 유발할 수 있고 소량의 음경 분비물이 발생할 수 있지만, 남성 대부분은 전혀 증상이 없다. 달리 말해, 부지불식간에 쉽게 전염시킬 수 있다. 반면에 여성은 거의 감지할 수 없는 증상에서 매우 심한 증상까지 다양한 증상을 보일 가능성이 더 크다. 여성의 분비물은 묽고 거품이 일고 종종 나쁜 냄새가 난다. 카린의 경우처럼 말이다. 여성은 골반 부위의 점막이 아프고 통증이 생길 수 있는데, 카린의 경우 이 증상이 심했다.

하지만 그녀의 문제는 여기서 멈췄다. 그래서 나는 수수께끼를 풀었다.

카린은 의자 가장자리에 앉아 스마트폰에 몰두하고 있었다.

「안녕.」 내가 말했다.

그녀가 고개를 들고 쳐다보았다.

〈뭔가를 찾았어요〉라고 말하고는 카린에게 내가 발견한 것을 말해 주었다. 나는 그녀에게 성관계로 전염되는 기생충이 있다고 말하고 영상을 보여 주겠다고 제안했다. 카린은 정중히 거절했다. 각자 취향이 다르니까 말이다.

「일종의…… 동물인가요?」 그녀가 물었다.

「동물이 뭘까요?」 내가 대답했다. 나는 오늘 약간 철학적인 느낌이 들었다.

「우웩…….」

「너무 맞아요.」

「그걸 없애실 수 있나요?」

물론 나는 없앨 수 있다. 질편모충염의 치료는 간단하고 효과가 좋다. 메트로니다졸이라는 항생제 치료로 수많은 세균과 기생충을 제거한다.

메트로니다졸은 종종 매우 흔한 질환인 세균성 질염을 치료하는 데 사용된다. 질편모충염과 질 카타르는 겹치는 증상(악취와 묽은 회백색의 분비물)이 있어서 의사가 세균성 질염 치료로 시작하기 때문에 일부 환자는 질편모충염에 걸렸다는 사실을 전혀 모른 채 이 병을 치료받고 낫는다. 카린의 경우, 의사들이 세균성 질염에 대한 다른 치료법 중 하나를 먼저 시도했다. 질편모충염에는 효과가 없는 다른 대안이 있기 때문이다.

「약이에요.」 내가 카린에게 처방전을 건네며 말했다. 「약을 먹는 동안 술을 마시지 마세요.」

카린이 고맙다고 인사하고 문밖으로 사라졌다. 기생충이 죽으면 그녀의 문제도 없어질 것이다. 몇 달 동안 따끔거림과 분비물에 시달린 끝에 그녀는 다시 괜찮아질 것이다.

통증 때문에 카린을 검경으로 검사할 수 없었다. 그녀의 자궁 경부를 검사하고 싶었던 나는 약간 약이 올랐다. 질편모충염에서 볼 수 있는 특별한 것 중 하나는 〈딸기 자궁 경부strawberry cervix〉로 알려진 현상인데, 나는 교과서 그림에서만 보았을 뿐 실제로 본 적이 없다. 딸기 자궁 경부가 발생하면 일반적으로 옅은 색 점막이 반짝이는 딸기씨처럼 작은 붉은 반점으로 덮인다. 내가 아는 한, 이 증상은 오직 질편모충염과 관련이 있으며 지금 내가 볼 기회를 놓쳤을 수도 있다! 고맙게도, 앞으로 오래도록 산부인과 의사로 일할 터이니 지겹도록 보게 될 것이다.

제6장
클라미디아의 땅 노르웨이에
오신 걸 환영합니다.

클라미디아에 관한 약간의 지식

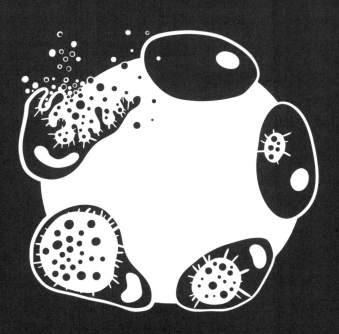

〈눈에는 눈〉은 실명을 더 낳을 뿐이다.

— 마거릿 애트우드, 『고양이 눈』

「다양한 색깔이라고 말씀하신 게 무슨 뜻인지 알겠어요.」내가 말했다.

　「저도 알아요, 그렇죠?」모나는 허벅지에 수건을 덮고 발판에 발을 올린 채 산부인과 의자에 다시 앉아 있다. 「선생님이 물으셨을 때 뭐라고 말해야 할지 몰랐어요. 지난 며칠 동안 색이 바뀐 것 같아요. 좀 더 분홍빛이 도는 것 같아요.」모나가 말했다.

　대화의 주제는 모나의 분비물이었다. 노란 분비물이 음순의 털에 달라붙어 굳어 있었다. 한편 그녀의 질 입구 안의 약간 벽돌색에 가까운 분홍색 분비물은 더 묽었다.

　「분비물이 분홍색이나 갈색으로 변하면 그 안에 피가 있다는 뜻입니다.」내가 말했다.

　「아마 달걀 껍데기 색깔에서 밝은 장미색이나 진한 핑크로 바뀐 것 같아요. 요즘 집 단장을 새로 하고 있어서 제 머릿속이 온통

색 도표로 꽉 차 있어요.」 모나가 말했다.

「더 나쁠 수도 있어요. 이를테면 암녹색, 아니면 감청색.」

「으악!」 모나가 웃으며 말했다.

모나의 성기는 지난주 동안 말썽이었다. 가렵고, 소변을 볼 때 따끔거리고, 점막이 약간 아프고, 정상이 아닌 분비물이 나오고, 성관계 후 출혈이 있었다.

생리 기간이 아닐 때, 특히 성관계 후에 출혈이 있다면 몇몇 세균성 성병(클라미디아나 미코플라스마, 임질)으로 인한 자궁 경부의 염증일 수 있으므로 검사해 봐야 한다. 이런 종류의 출혈은 성관계 시 음경이 자궁 경부에 부딪혀서 발생한다. 점막이 부드러우면 피가 더 쉽게 난다.

「이런 문제는 성병 때문일 수 있어요.」 내가 말했다. 「그럴 수도 있을 것 같아요?」

「네.」 모나가 말했다.

「최근에 새로운 파트너와 섹스를 한 적이 있어요?」

「네. 몇 명 돼요.」

「정기적으로 검사하세요?」

「아니요.」

「그러면 콘돔을 사용하세요?」

「전혀요.」

「그렇군요.」

「하지만 시작하기에 너무 늦을 때는 없잖아요?」

「당신이 실제로 시작하는 한 그렇죠.」

「엎질러진 분비물 때문에 울어도 소용없는 것 같아요.」

모나는 방식을 바꾸겠다고 약속했지만 지금 성병에 걸렸을 가능성이 컸다. 그러나 결론을 내리기 전에 내가 상황을 더 명확하게 알아야 했다.

나는 그녀의 질 내부를 들여다보고 싶었다. 그러기 위해서는 검경이 필요했다. 카린의 통증이 너무 심해서 사용할 수 없었던 도구 말이다. 검경은 불쾌한 뒷이야기가 있는 고대의 기구다.

검경, 그리고 〈산부인과의 아버지〉

검경이라는 단어는 거울을 뜻하는 라틴어에서 유래했으며 〈보다〉를 의미하는 동사 specere와 관련이 있다. 의사들은 고대부터 질 검경을 사용했다. 검경에 대한 설명은 고대 그리스어와 라틴어 문헌에서 발견되었으며, 폼페이(서기 79년 베수비오산이 분화했을 때 용암에 묻혀 굳어 버린 도시) 발굴 중에 발견된 수술 도구 중 하나가 질 검경이었다. 그 검경에는 코르크 마개와 같은 방식으로 열리는 두 개의 날이 있어, 먼저 닫힌 상태에서 질에 삽입된 다음에 적절한 위치에서 열렸다. 거의 2,000년이 지난 오늘 내가 모나를 검사하는 데 사용할 도구와 약간 비슷해 보인다.

요즘에 우리는 크게 두 종류의 검경을 사용한다. 하나는 내가 사용할 오리 부리 모양의 날이 두 개 달린 검경으로, 질에 삽입되어 적절한 위치에 놓이면 날이 열린다. 그런 다음 열린 상태로 고정되고 그 상태에서 의사가 양손으로 자유롭게 샘플을 채취하거나 IUD(자궁 내 피임 장치Intrauterine device)를 삽입할 수 있다.

두 번째 종류에는 긴 손잡이로 분리된 하나 또는 두 개의 날이 달려 있다. 그것을 질에 삽입해 다양한 위치에서 질 벽을 향해 부드럽게 당길 수 있다. 이 모델의 장점은 검경이 덮는 질 벽의 영역이 작아 의사가 전체 점막의 상처나 이상을 찾고 검사할 수 있다는 것이다. 단점은 검경을 잡고 있어야 한다는 것이다.

의학을 공부하는 동안 우리는 이 두 종류의 사용법을 모두 배웠다. 첫 번째는 단순히 두 날 또는 쌍각 검경으로 알려졌다. 두 번째는 사람의 이름이 붙은 심스 검경으로 사후에 〈산부인과의 아버지〉라는 칭호를 받은 외과 의사 J. 매리언 심스의 이름에서 따왔다.

의료계는 서서히 이런 고유 명사를 사용하지 않으려고 노력하고 있지만, 장비, 절차, 질병, (터무니없게도) 신체 부위를 이야기할 때 우리는 여전히 사람 이름을 사용한다. 여성 신체의 특정 부분에는 여전히 남성 〈발견자〉의 이름이 붙어 있다. 마치 여성의 몸이 모든 사람이 최초로 깃발을 꽂고 싶어 하는 산인 듯 말이다.

그러한 예 중 하나인 큰질어귀샘의 전 용어인 바르톨린선은 질 입구 옆에서 점액을 생성하는 두 개의 땀샘으로 임상 문헌에서 이를 최초로 기술한 덴마크의 해부학자 카스파르 바르톨린의 이름을 따서 명명했다. IUD를 발명하고 여성 오르가슴을 연구한 독일 의사 에른스트 그라펜베르크는 출생 후 100년 후인

1981년에 이름의 첫 글자인 G를 붙인 질 안의 명칭이 생겨나 불후의 명성을 얻었다. 유명한 지스폿G-spot이 그것이다.

불미스럽거나 논란의 여지가 있는 역사적 인물의 이름을 사용하는 경우라면 이 명칭을 없애는 일이 더 시급해진다. 예를 들어, 관절염, 요로 감염, 안구 감염을 유발하는 클라미디아 또는 임질의 불쾌한 합병증인 증후군을 생각해 보자(의대생일 때 나는 이 증상들을 외우기 위해 볼see 수 없고, 소변pee을 볼 수 없고, 나무tree에 올라갈 수 없다고 생각했다). 이 질환의 옛 이름은 라이터 증후군이지만 한스 라이터가 나치였기 때문에 점차 SARA(성관계로 인한 반응성 관절염Sexually acquired reactive arthritis)라는 이름으로 대체되었다.

그러나 우리는 검경에 심스라는 적절한 이름을 계속 사용하고 있는데, 곧 밝히겠지만 그는 정말로 이 영예를 얻을 자격이 없다.

J. 매리언 심스는 19세기 중반 미국 남부에서 의사로 일했다. 그는 노예 소유주가 노예를 데려가 치료하는 개인 의원을 열었다. 몇몇 여성은 요도 질 샛길(질과 방광 또는 질과 직장 사이의 열린 통로)을 포함하여 산후에 상처를 입었다. 요도 질 샛길은 요실금이나 감염과 같은 문제를 일으킬 수 있다.

〈산부인과의 아버지〉인 심스는 실제로 산부인과를 좋아하지 않아서 도와주기를 거부했다. 미완성 자서전에서 그는 노골적으로 〈내가 싫어하는 것이 있다면 여성 골반의 장기를 조사하는 일〉이라고 말했다.[1]

말에서 떨어져 골반 통증을 앓는 여성을 치료하면서 그의 혐오감이 관심으로 바뀌었다. 그가 그 여성의 질에 손가락을 넣은 후에 살펴보려고 했을 때, 질에 공기가 가득 차 있었다. 그 순간 그는 아하, 하고 깨달았다. 그는 질 벽과 자궁 경부를 명확하게 볼 수 있었고, 질과 요도 사이에 샛길이 있음을 깨달았다. 심스는 요도 질 샛길을 수술로 해결할 수 있을 거로 확신했지만, 자신이 수술하는 과정을 볼 수 있는 도구가 필요했다. 그리하여 그는 현대의 검경을 설계하기 시작했다.

우선 심스는 대충 백랍 숟가락을 구부려서 수술에 사용했다. 그리고 그가 수술한 첫 번째 여성인 루시라는 노예는 심스가 마취 없이 한 시간 이상 수술하는 동안 손을 땅에 짚고 기는 자세로 있어야 했다. 그녀는 패혈증으로 거의 죽을 뻔했고, 수술받거나 심스의 연구에 참여하는 데 동의한 적이 없었다. 그녀 대신에 노예 주인이 동의했다. 검경을 더욱 발전시키기 위해 심스는 실험과 연습을 해야 했고, 이를 위해 직접 노예를 사서 검경과 수술 기술을 모두 테스트할 수 있었다. 역시 동의나 마취 없이 30번이나 수술받은 여성들도 있었다.[2]

심스는 자신이 사서 소유한 여성들을 기니피그처럼 대했다. 그 당시에도 그는 끔찍할 정도로 비윤리적인 행위로 비판받았다. 그러나 그는 여전히 〈산부인과의 아버지〉로 기억된다. 그리고 우리는 평범한 산부인과 도구를 꺼낼 때마다 그의 이름을 사용한다.

*

내가 비닐봉지를 열어 모나에게 사용할 멸균 금속 검경을 꺼낼 때 희미하게 딸깍거리고 쨍그랑거리는 소리가 났다. 오리 부리 모양을 닮은 검경은 둥근 날 두 개가 부딪치며 딸깍거리는 소리를 낸다. 금속이 손가락에 닿는 느낌이 차가워서 나는 장갑을 낀 손으로 부리를 잡아 조금 온기를 주려고 했다.

「전에 검경을 사용해서 검사받은 적이 있나요?」

여성들이 부인과 검사를 싫어하는 큰 이유 중 하나가 검경이라는 것을 알기에 내가 물었다. 질은 꽤 탄력이 좋지만(출산을 생각해 보면) 선택된 소수만 접근할 수 있는 민감하고 사적인 영역이다. 여성 자신도 한 번도 본 적이 없는 신체의 숨겨진 부분을 드러내고 조사하는 도구를 삽입한다는 점에서, 검경이 침습적이고 거의 범법적으로 느껴질 수 있다는 건 놀라운 일이 아니다.

모나가 고개를 끄덕였다. 「꽤 많아요.」 그녀가 덧붙였다.

그런데도 나는 그녀가 긴장을 풀어야 하고 배로 심호흡하면 도움이 된다고 계속 주문했다.

「치과에 가는 것과 비슷해요.」 모나가 말했다.

나는 그게 무슨 말인지 안다. 산부인과 검사를 좋아하는 사람은 없지만 필요악이다. 나의 목표는 부드럽고 최대한 불편하지 않게 검사하는 것이다. 그리고 내가 무엇을, 또는 누구를 검사하든 같은 원칙이 적용된다.

내가 검경을 모나의 질에 부드럽게 집어넣어 열었더니 질 벽이 갈라져 내부를 볼 수 있는 공간이 생겼다.

「항상 어떻게 생겼는지 궁금했어요.」모나가 말했다.

「무슨 뜻이죠?」

「제게 보여 주실 수 있나요?」

그녀의 요청을 들으니 1970년대 페미니스트들이 검경을 사서 거울 앞에 앉아 본인의 질과 자궁 경부를 검사하도록 서로를 격려했던 일이 생각났다. 문제가 있어 의사를 방문했을 때 이러한 경험이 수동적이고 무지한 환자가 되지 않게 하고 통찰력을 줄 거라고 그들은 생각했다. 일부 의원은 한 걸음 더 나아가 여성들이 스스로 검경을 삽입하도록 했다. 분명히 할 말은 있지만, 이제 이런 관습은 인기가 사라졌다.

나는 수레에서 거울을 가져와, 모나가 직접 거울을 잡게 한 다음 그녀의 생식기 여러 부분을 가리키면서 이름을 말했다.

「음핵, 음순, 자궁 경부의 맨 아랫부분이에요.」

모나의 분비물을 붉은 벽돌 빛으로 만든 피는 자궁 경부에서 나오는 것 같았다. 돔의 점막은 불그스름했고 내가 면봉으로 부드럽게 찌르니 피가 났다. 그래서 효모 감염 또는 세균성 성병 중 하나인 클라미디아나 임질, 미코플라스마로 인해 발생할 수 있는 자궁 경부염이라고도 하는 자궁목의 염증이 의심되었다.

진단에 더 가까이 다가가려면 현미경 친구가 필요했다. 나는 염증이 생긴 점막에 면봉을 문지른 다음 ─ 피부 세포, 면역 세포,

미생물이 묻어나길 희망하며 ─ 면봉을 샘플 슬라이드에 묻혔다. 그것을 평화롭고 조용하게 살펴볼 수 있는 현미경실로 가져갈 생각이었다. 하지만 먼저 질 검사를 완료해야 했다. 나는 세균의 DNA를 확인하기 위해 실험실로 보낼 몇 가지 샘플을 채취했다. 그런 다음 부드럽게 검경을 뺐다.

「염증의 가능성을 뿌리 뽑기 위해 자궁을 쥐어짜고 싶어요.」 내가 말했다.

「제 자궁을요? 제 뱃속에서요?」 모나가 물었다.

「제가 질에 두 손가락을 집어넣는 동시에 한 손을 당신의 배에 얹을 거예요. 그렇게 하면 내 손 사이로 당신의 자궁이 만져질 거예요. 괜찮아요?」

「네, 해보죠.」

이 검사를 양손 촉진이라고 한다. 양손은 두 손을 사용한다는 뜻이고 촉진은 손과 손가락으로 무언가를 만진다는 뜻이다.

나는 한 손의 손가락들로 모나의 자궁 경부를 잡아 자궁을 앞으로 기울이고, 다른 손은 모나의 골반 바로 위 아랫배에 놓았다. 그녀의 자궁은 정상 크기에 앞쪽을 향하고 있었다. 나는 그녀의 배에 얹은 손을 움직여 나팔관과 난소가 있는 자궁 양쪽 부위를 깊숙이 눌렀지만, 압통이나 의심스러운 덩어리를 찾지 못했다. 그런 다음 양손을 움직여 자궁을 흔들었다.

「아파요?」 내가 물었다.

모나가 고개를 저었다.

「좋아요. 모든 것이 괜찮으니 정상입니다.」

모나가 성병에 걸려 세균이 자궁 경부를 통해 자궁 내부로 들어간 다음 나팔관 쪽으로 더 들어가면 골반 염증 질환이라는 것이 생길 수 있다. 조직 손상과 흉터를 유발할 수 있는 이 질환은 배의 아랫부분에 통증을 유발하며, 의사가 배를 누르고 자궁을 움직이면 통증이 증가한다.

내가 유리 슬라이드를 현미경으로 가져가는 동안 모나가 다시 옷을 입었다. 나는 불꽃에 세포를 통과해 유리에 고정하고 분비물 패치를 푸른색으로 착색했다.

현미경 아래에 달걀프라이처럼 보이는 작고 둥근 핵을 가진 큰 정사각형 세포가 보였다. 모나의 점막에서 나온 피부 세포였다. 여러 갈래의 핵을 가진 백혈구 무리도 보였다. 모나가 확실히 자궁목의 염증인 자궁 경부염을 앓고 있다고 내가 확인할 만큼 백혈구가 충분했다.

그렇다면 그녀의 자궁 경부염의 원인은 무엇일까?

현미경으로 보았을 때 효모 감염의 징후인 나무 캐노피처럼 길게 엉킨 줄도 보이지 않았고 임균도 보이지 않았다. 그것은 내가 무언가를 간과했거나 염증의 원인을 볼 수 없다는 의미였다. 클라미디아와 미코플라스마(자궁 경부염의 두 가지 가능한 원인)는 일반적인 광학 현미경으로는 볼 수 없을 정도로 매우 작은 세균에 감염되어 발생한다.

클라미디아의 땅에서

「클라미디아에 감염된 것 같아요.」 진료실로 돌아와 내가 모나에게 말했다. 「하지만 결과가 나올 때까지 기다리셔야 할 거예요. 정말로 확신하려면요.」

「사실 저도 클라미디아를 예상했답니다.」 모나가 말했다.

모든 성병 중에서 클라미디아는 생식기 감염의 가장 흔한 원인이다.

「임질이나 미코플라스마일 수도 있지만, 그럴 가능성은 작아요.」 내가 계속 말했다.

모나가 어깨를 으쓱했다. 「기다렸다가 치료를 시작해야 한다는 뜻인가요?」

「아니에요. 클라미디아 치료를 할 계획이에요. 클라미디아가 가장 흔한 질병이라서 우리는 종종 그렇게 하죠. 하지만 그건 당신이 효과가 없을 항생제를 복용할 가능성이 있다는 뜻이기도 해요. 클라미디아가 아닌 다른 병으로 밝혀진다면 말이죠.」

「잘못된 항생제를 사용하는 건 나쁜 생각 아닌가요?」

물론 모나가 옳다. 효과가 없을 수도 있는 항생제를 사람들에게 마구 투약하는 것은 나쁜 생각이다. 그러나 이 경우 나는 모나를 철저히 검사해서 실제로 클라미디아로 인한 염증이 있다고 확인했다. 모나가 많이 불편해서 실험실 결과를 기다리기보다는 지금 당장 문제를 해결하려고 노력할 가치가 있었다.

「잘못된 진단으로 판명되면 결과가 나오자마자 치료법을 바꿀 수 있어요. 하지만 아마 맞는 것 같아요.」

「네.」모나가 말했다. 「어쨌든 노르웨이는 〈클라미디아의 땅〉
이니까요.」

나는 미소를 지으며 일주일 치 항생제를 처방했고, 전화로 검
사 결과를 알려 주겠다고 말했다.

「알겠습니다.」모나가 말하고 문밖으로 사라졌다.

노르웨이가 클라미디아의 땅으로 유명하다는 점은 아마도 조건
이 요구되는 사실일 것이다. 매년 노르웨이에서는 약 25,000건
의 클라미디아가 진단된다. 일부 검사는 나와 같은 의사가 시행
하지만, 환자 대부분이 직접 검사한다. 그들은 성관계의 종류가
무엇이냐에 따라 컵에 오줌을 싸거나 면봉을 질이나 항문에 꽂는
다. 샘플은 실험실로 보내져 세균의 DNA를 검사받는다.

노르웨이 사람들이 클라미디아에 잘 감염되는 건 사실이지만,
우리가 다른 나라보다 더 취약한 걸까? 소문에 따르면 우리가 취
약하다. 2018년 세븐일레븐 광고 캠페인에서 외국인 관광객들
에게 노르웨이 현지인들과 콘돔 없이 성관계를 갖지 말라고 경고
했다. 버스 정류장과 기차역의 포스터에는 노르웨이 민족의상을
입은 금발의 두 사람(여성과 남성)이 아름다운 피오르 해안에 서
있는 모습이 그려져 있었다. 그 위에는 굵은 글씨로 〈클라미디아
의 땅, 노르웨이에 오신 것을 환영합니다〉라는 슬로건이 적혀 있
었다. 그 아래에는 노르웨이가 유럽 전체에서 1인당 클라미디아

발병률이 높은 국가 중 하나라는 문구가 보였다.

노르웨이가 클라미디아의 세계 수도라는 생각은 상식이 되었다. 모나가 그렇게 말했고 나도 들은 적이 있다. 그리고 그것은 어떤 의미에서 사실이다. 음, 약간. 음, 아마도 그럴 것이다. 아니면 혹시 전혀 사실이 아닐까?

우리는 클라미디아에 많이 감염되며, 유럽 최고 발병률을 자랑한다. 2019년에는 노르웨이보다 덴마크에서 1인당 클라미디아 발생 건수가 좀 더 많이 보고되었으며, 아이슬란드는 명예로운 동메달을 획득했다.[3] 그러나 북유럽 지역에 클라미디아 환자가 너무 많다는 점이 우려할 이유라 할지라도 통계만으로는 우리가 최악인지 말하기 어렵다. 통계는 확인된 환자를 기반으로 하므로 반드시 실제 환자 수를 반영하는 것은 아니다. 질병을 진단하기 위해서는 검사를 받아야 하는데, 노르웨이에서는 클라미디아 검사가 무료라서 쉽게 이용할 수 있다.* 의사나 진료소를 방문하는 것을 참을 수 없는(또는 감행하지 않는) 사람들은 집으로 배달받아서 클라미디아 검사를 할 수도 있다. 그리고 환자가 증상이 없더라도 새로운 파트너와 성관계를 가진 후 검사를 받도록 권장하는 일에 우리는 아주 능하다. 클라미디아는 거의 문제를 일으키지 않는 교활한 질병이므로 쉽게 감시망을 피할 수 있다. 우리가 그 병을 검사하지 않는 한 말이다.

* 국내에서는 산부인과와 비뇨기과에서 검사할 수 있다. 노르웨이와 마찬가지로 질과 요도 내 면봉 채취법으로 검체를 배양하여 확인하거나 소변에 대한 STD 12종 검사, 혹은 STI 12종 검사를 진행한다. 비용은 보험 적용이 되면 약 3만 원 정도다.

우리는 검사에 통달했을 뿐만 아니라 집계도 잘한다. 클라미디아를 포함하여 공중 보건을 위협하는 전염병으로 알려진 모든 질환 사례가 당국에 보고되어 특별 등록부에 기록된다. 우리는 감독하고 통제할 수 있다.

2018년 노르웨이에서는 26,556건의 클라미디아가 발견되었고, 루마니아에서는 9건, 키프로스에서는 3건에 불과했다.[4] 나는 루마니아와 키프로스의 수치가 현실을 반영하지 않는다고 생각한다. 클라미디아는 너무 광범위하고 전염성이 강해서 정확하게 찾아내기 힘들다. 따라서 다른 국가들의 클라미디아 환자 수가 아마 통계 수치보다 훨씬 더 많을 것이다. 그들은 노르웨이보다 검사와 산출 능력이 떨어진다.

우리가 클라미디아의 땅인지 아닌지에 상관없이 나는 광고 캠페인을 좋아한다. 콘돔 사용(과 검사)을 장려하는 것은 결코 나쁜 생각이 아니다.

클라미디아와 생식 능력

내가 모나의 환자 기록에 한두 줄을 추가하고 다음 환자를 맞이할 준비를 하는 중에 문을 두드리는 소리가 들렸다. 모나였다.

「그런데 궁금했던 게 있어요.」 내가 다시 의자를 권하자 그녀가 말했다. 「클라미디아가 불임을 유발할 수 있다고 들었어요.」

「맞아요!」 내가 대답했다. 「클라미디아는 생식 능력에 영향을 줄 수 있어요. 그래서 가능한 한 빨리 검사를 받고 감염을 치료하는 것이 매우 중요합니다. 클라미디아는 실제로 우리가 원인을 알 때 여성 불임의 주요 원인이죠.」

모나의 낯빛이 흐려졌다. 나는 그녀의 얼굴빛이 색 도표 카탈로그에 있는 〈잿빛〉 같다고 생각했다.

「그래서, 제가…….」 그녀가 중얼거렸다.

「오, 미안해요. 제가 좀 무심했네요.」

「이제 불임이 될까요?」

「제가 아까 당신 자궁을 쥐어짰을 때 기억하세요?」

「그럼요.」 모나는 잊어버리면 꽤 이상한 일이라고 생각하는 듯 나를 바라보며 말했다.

운 좋게도 단순한 클라미디아 감염은 여성의 생식 능력을 떨어뜨리지 않지만, 클라미디아로 인한 골반 염증 질환은 그럴 수 있다. 나팔관은 난자가 난소에서 자궁으로 이동하는 두 개의 관이다. 난자가 나팔관을 통과하는 동안 구혼자인 정자 세포를 만난다. 나팔관이 염증에 의해 손상되면 수축하거나 완전히 막힐 수 있다. 이는 자연 임신 능력에 영향을 미친다.

「당신이 미래에 임신할 수 있을지 전 어떤 말도 할 수 없어요. 아무도 확실히 말할 수 없으니까요. 생식은 복잡한 일입니다. 하지만 이번에는 골반 염증 질환은 아닌 것 같다고 말할 수 있어요.」 내가 말했다.

「그럼 괜찮은 건가요?」 모나가 물었다.

「아마도요. 그리고 나팔관 중 하나 또는 둘 다에 손상을 입었다고 해서 반드시 아이를 가질 수 없다는 의미는 아닙니다.」

「그래요?」

「약간의 도움이 더 필요한 사람들도 있어요.」

「어떤 종류의 도움이요?」

「불임 치료요. 하지만 지금 당장은 〈두고 보자〉라고 말해야 하겠네요. 일어나지 않을 일을 걱정하지는 마세요.」

「알겠어요.」 모나가 말했다.

「그리고 항생제를 드세요.」 내가 문을 가리키며 말했다.

며칠 후, 모나의 클라미디아 검사 결과가 내 우편함에 떨어졌고 나는 그녀에게 전화를 걸어 소식을 전했다.

「검사 결과가 양성입니다. 클라미디아에 감염됐었어요.」

내가 〈감염됐어요〉가 아니라 〈감염됐었어요〉라고 말한 이유는 모나가 항생제를 집으로 가져갔기 때문이다. 클라미디아의 가장 좋은 점은 쉽게 치료할 수 있다는 것이다. 클라미디아는 내성 균주가 없어서 모나의 치료가 효과가 없을 거로 생각할 이유가 없었다.

「약을 잘 드셨네요, 그렇죠?」 내가 물었다.

「네.」

「모두요?」

「전부 다요.」 모나가 말했다.

치료 후에도 여전히 클라미디아 양성 반응을 보인 사람들은 아마도 재감염되었거나 너무 빨리 검사를 받았을 것이다. 클라미디아 검사는 매우 민감해서 환자가 실제로 건강해지고 몇 주 후에 죽은 세균의 잔해가 양성 반응을 보일 수 있다.

「이제 한 가지 질문이 남았어요.」 모나가 말했다.

「뭐죠?」

「클라미디아가 코알라를 죽인다는 말이 정말인가요?」

코알라를 구하라

보통 클라미디아 감염은 단 하나의 질병, 즉 성병만을 의미한다. 이로 인해 많은 오해가 생겼다. 나는 사람들이 충격적인 어조로 〈폐의 조개〉*에 걸렸다고 말하는 것을 들은 적이 있지만, 진실을 말하면 클라미디아 세균은 서로 유사한 세균의 대규모 그룹으로 구성되어 있으며, 서로 다른 질병을 유발하고 서로 다른 종을 감염시킨다. 그리고 클라미디아 폐렴으로 인한 폐 감염은 성병인 클라미디아 트라코마티스와 관련된 흥미롭고 성적인 활동에 참여하지 않고도 흔히 발생할 수 있는 질환이다.

또한 더 이국적인 앵무새 열병인 클라미디아 프시타치**가 있다. 이 병은 새에 감염된 사람에게 치명적인 폐 질환을 유발할 수도 있다. 사육사와 조류를 키우는 사람이 특히 취약하다.

클라미디아 그룹의 일부 질환은 말, 개구리, 유대류 등 다양한

* 조개clam와 클라미디아chlamydia의 앞부분 발음이 같은 데서 오는 비유.
** 라틴어로 앵무새라는 뜻이다.

다른 동물의 삶을 불편하게 만든다. 모나의 말은 옳다. 클라미디아 감염은 사실 전 세계 코알라 개체군에 직면한 주요 위협 중 하나다. 전 세계 코알라의 절반 이상이 클라미디아에 감염되었다고 추정된다.

코알라에 영향을 미치는 이 변종은 유칼립투스를 씹는 귀여운 동물의 생식 능력에 심각한 위협이 되는 생식기 감염이다. HIV와 유사한 면역 억제 바이러스까지 있으면 감염이 특히 심각하고 치명적일 수 있다. 수의사들이 선의로 코알라 클라미디아를 항생제로 치료하려고 했을 때, 다른 방식으로 코알라에게 해를 끼친 것으로 보인다. 유칼립투스를 소화할 수 있게 하는 중요한 코알라의 장내 세균이 클라미디아와 함께 전멸하므로 클라미디아 감염이 성공적으로 치료되더라도 코알라가 영양실조로 죽을 수 있다. 오늘날 클라미디아가 없는 코알라 군은 오스트레일리아 남부의 캥거루섬에 있다. 작은 회색 동물들의 미래는 암울해 보인다.

눈 감염

클라미디아의 성병 형태인 클라미디아 트라코마티스를 유발하는 세균을 더 알고 싶다면 생식기보다 조금 더 위를 봐야 한다. 과학자들이 눈꺼풀 안쪽에서 세포를 긁어내어 이 균을 처음 발견했기 때문이다.

그들은 최근까지 모나의 팬티에서 혼란을 일으켰던 것과 정확히 같은 세균을 발견하지 못하고 유사한 변종을 발견했다. 클라미디아 트라코마티스의 여러 하위 유형이 있기 때문이며, 이 사실은 1990년대에야 밝혀졌다.

A에서 C까지의 아류형은 안구 질환을 일으키고, D에서 K까지의 아류형은 생식기 클라미디아(눈을 감염시킬 수도 있다)를 자주 유발하며, L은 사타구니에 혐오스럽고 고통스러운 농양으로 발전하기 전에 생식기 피부의 궤양으로 시작하는 샅고랑 육아종*이라는 고전적인 성병을 일으킨다. 의사들은 이전에 이 질환이 매독의 하위 유형이라고 믿었다. 그들은 궤양을 유발하는 임질과 무른궤양에 대해서도 똑같이 생각했다.

클라미디아 세균은 트라코마라는 안구 질환을 일으키기 때문에 트라코마티스라는 명칭을 얻었다. 트라코마는 눈꺼풀 안쪽을 덮는 점막인 결막에 세균이 정착하여 염증을 일으키는 질환이다. 이로 인해 점막이 손상되고 흉터가 생긴다. 트라코마trachoma라는 단어는 거칠다는 뜻의 고대 그리스어 트라쿠스trākhús에서 유래했다. 흉터가 나고 손상된 점막을 만지면 매끄럽고 건강하지 않고 거칠게 느껴진다.

환자가 여러 번 감염되어 눈꺼풀에 연거푸 염증이 발생하면 결국 점막이 손상을 입고 흉터가 많이 생겨 눈꺼풀이 수축하여 원래보다 짧아진다. 마치 섭씨 60도 세탁 과정을 거치기 전까지는 몸에 꼭 맞던 양모 점퍼와 비슷하다. 눈꺼풀이 짧아지면 속눈썹

---

* 성교에 의하여 클라미디아라는 미생물이 침입하여 음부가 헐고 샅굴 부위의 림프샘이 부어서 아픈 병.

이 안쪽으로 뒤틀려서 눈알을 긁어 상처를 내고 결국에는 눈의 투명한 바깥 부분인 각막에 흉터가 생긴다. 각막이 손상되고 불투명해지면 환자는 실명한다.

헤르페스와 마찬가지로 클라미디아는 상상할 수 없을 정도로 오래된 질병이다. 클라미디아균은 600만 년 이상 존재해 왔으며, 알려진바 트라코마에 대한 가장 오래된 설명은 기원전 15년으로 거슬러 올라가 이집트의 파피루스 두루마리에서 발견되었다. 트라코마는 여전히 전염성 실명의 가장 흔한 원인이다.

1903년, 임균을 발견한 알베르트 나이서 박사는 매독을 조사하기 위해 인도네시아 자바섬으로 연구 여행을 떠났다. 그는 방사선 전문의 루트비히 할베르슈테터와 동물학자이자 바이러스 학자인 스타니슬라우스 폰 프로바제크와 동행했다. 이 두 사람이 〈그 조개〉를 발견한 사람들이다.

불쾌하고 눈꺼풀을 수축시키는 질병인 트라코마는 자바에 널리 퍼져 있었고, 그들은 그 질병을 연구할 기회를 얻고자 했다.[5] 그들은 트라코마 환자 몇 명을 선택해 점막이 보이도록 눈꺼풀을 뒤집어 몇 개의 세포와 끈적끈적한 것을 긁어낸 다음 현미경으로 철저히 검사했다. 그런 다음 이 세포와 끈적끈적한 것을 가져다가 몇몇 오랑우탄의 눈에 감염시켜 트라코마를 발병시켰다. 그런 다음 그들은 오랑우탄의 눈꺼풀에서 일부 세포를 긁어내어 현미경으로 자세히 살펴보았다.

나는 현미경으로 모나의 자궁 경부에서 나온 도말 표본을 검사해서 백혈구(감염에 대한 신체의 반응)를 볼 수 있었지만, 세균은 너무 작아서 눈에 보이지 않았다. 할베르슈테터와 폰 프로바제크도 클라미디아 세균을 찾을 수 없었지만, 힘든 검사 끝에 트라코마 환자의 결막 세포에서 이상한 무언가를 발견했다. 클라미디아에 감염된 세포에는 봉입체*로 알려진 작은 거품이 들어있었다. 1907년에 두 과학자는 연구 결과를 발표했다. 이 독특한 거품이 환자의 의학 정보를 설명할 수 있었을까?

오랑우탄을 괴롭히는 연구자들은 이 봉입체가 이전에 알려지지 않은 〈숨겨진〉 기생충에 감염되었다는 징후라고 가정했다. 그들은 망토를 의미하는 그리스어 클라미스Chlamys에서 따와 그것을 클라미도조아Chlamydozoa라고 불렀다. 이후에 요도 및 생식기 염증이 있는 환자의 피부에서 긁어낸 것에서 같은 거품이 발견되었다.[6]

오랫동안 과학자들은 클라미디아 세균이 바이러스인지, 원생동물인지, 세균인지 확실히 알지 못했다. 그것이 세균이라는 건 감염된 세포를 전자 현미경으로 자세히 관찰할 수 있게 된 1966년이 되어서야 밝혀졌다. 거품 안에서 이상한 작은 점들이 춤추듯 움직였는데, 이것이 작은 클라미디아 세균이었다. 그리고 과학자들은 마침내 이 세균에 세포벽과 유전자는 있지만, 핵이 없어 세균이 된다는 것을 알 수 있었다.

* 세포의 세포질이나 핵 속에 있는 바이러스나 단백질의 결정과 같은 입자.

과학자들이 어리둥절했던 것은 그리 놀랄 일이 아니다. 세포의 도움 없이 지내는 다른 세균과 달리 클라미디아 세균은 숙주에 의존한다는 점에서 바이러스처럼 행동한다. 이런 세균을 세포 내 세균이라고 하며, 스스로 스위치를 켜기 위해 다른 세포 안에 있어야 하는 세균을 말한다.

클라미디아 세균은 두 단계의 수명 주기를 가지고 있다. 새로운 사람에게 전파될 때, 세균은 기본 소체로 알려진 작고 단단한 구체의 형태로 퍼진다. 곰팡이 포자나 씨앗과 같다. 그것은 껍질을 뚫고 나와 살아갈 잠재력은 있지만, 삶과 죽음 사이에 얼어붙은 일종의 동면 상태에 있다. 기본 소체가 새로운 사람의 점막에 닿으면 피부 세포 중 하나에 침입한다. 그것이 안으로 밀고 들어가면서 세포막 일부를 작은 망토처럼 세포 내로 가져가고, 그 주위에 별도의 액체로 채워진 공간이 형성된다. 이것이 두 독일 과학자가 현미경 밑에서 볼 수 있었던 거품이었다.

이 거품 안에 들어가면 기본 소체가 세포막의 세 배 크기인 그물 모양의 세포로 변모한다. 이것은 클라미디아 세균의 활동적이고 살아 있는 더 배고픈 버전이다. 이 세포는 작은 거품의 환경을 변화시켜 클라미디아 세균이 살기에 더 좋은 곳으로 만든 다음 분열하기 시작한다. 불행하고 의식 없는 이 세포는 서서히 새로운 클라미디아 세균으로 채워진다. 잠시 후, 세균은 다시 더 작은 포자 모양의 기본 소체로 변태하고, 세포가 마침내 지쳐서 터지면 새로운 세포로, 세균에게는 더 바람직하게 새로운 사람의 몸으로 퍼진다.

클라미디아는 점막의 접촉을 통해 전염된다. 감염된 사람의 점막이 점차 작은 클라미디아 포자로 덮이기 때문이다. 마치 강처럼 분비물과 정액과 같은 체액이 포자를 씻어 내고, 세균을 새 집으로 옮긴다. 콘돔은 보호 기능을 제공하므로 음경에 사용하는 게 현명하다. 아니면 새로운 파트너와 무방비한 성관계를 가진 후 검사를 받는 것이 좋다. 매번 말이다. 우리는 어쨌든(또는 적어도 아마도) 클라미디아의 땅에 있기 때문이다.

제7장
초대받지 않은 손님

사면발니에 관한 약간의 지식

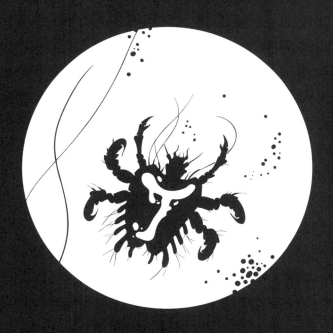

저희의 손님이 되어 주세요! 저희의 접대를 평가해
보세요! 냅킨을 목에 두르면, 아가씨, 나머지는 저희가
다 준비할게요. 혼자라서 두려우시겠지만, 만찬이
준비되어 있습니다. 식기들이 즐겁게 해드리는 동안은
아무도 울적하거나 불평하지 않아요. 어서 잔을
드세요. 저희의 귀빈이 될 기회예요. 지치셨다면, 멋진
식사를 추천합니다. 저희의 손님이 되어 주세요!

— 디즈니, 「미녀와 야수」

살아 있어, 살아 있다고!

— 제임스 웨일, 「프랑켄슈타인」

내가 여덟 살쯤 되었을 때, 아버지는 내 인생을 바꿀 선물을 들고 여행에서 돌아왔다. 그것은 작지만 작동하는 광학 현미경이었다. 현미경은 온갖 종류의 이상한 것들을 올려놓을 수 있는 표본 슬라이드들을 갖추고 있었다. 그것은 세포와 세균을 볼 수 있을 만큼 성능이 좋지는 않았지만, 내 번드러운 지문, 빵 부스러기, 먼 짓덩어리의 구조, 옷의 섬유, 머리카락 가닥, 창틀에서 발견한 죽은 땅벌에서 떼어 낸 날개의 인상적이고 신비로운 무늬를 유심히 살펴볼 수 있었다.

그 현미경이 문을 열어 주었다. 그것은 세상을 더 크게 만들었다. 처음으로 나는 내 주변에, 내 온몸에 맨눈으로는 보이지 않는 생물들이 무한히 살고 있다는 것을 알게 되었다.

의과 대학생 시절과 그 후 의사로 재직하면서도 나는 미생물학에 대한 흥미를 잃지 않았다. 우리 몸의 가장 작은 구성 요소를 연구하는 일은 창조의 청사진을 들여다보거나 신의 눈을 보는 것처럼 금지된 행위라는 느낌이 든다. 그래서 현미경으로 다른 종을 검사할 때 나는 우리 몸과 관련된 것을 자세히 살핀다.

물론 다른 종은 먼 친척이다. 그러나 그것들과 우리는 공통점이 있다. 미생물(세균, 기생충, 균류, 바이러스)은 동물과 똑같은 두 가지 근본적인 욕구를 느낀다. 그들은 살기를, 어쩌면 다른 생물을 희생시키면서 살기를 원하고 번식하기를 원한다.

17세기에 현미경이 처음 만들어지기 전까지는 아무도 숨겨진 미생물 세계에 관해 전혀 알지 못했다. 미생물을 처음으로 보고 설명한 사람 중에 네덜란드 상인 안톤 반 레이우엔훅이 있다. 여덟 살짜리 나처럼, 그는 자신이 만든 현미경과 불타는 호기심을 이용하여 세상을 열었다.

그는 체액에서 먼지 티끌에 이르기까지 모든 것을 들여다보았다. 그는 우리가 지금 세포, 세균, 기생충으로 알고 있는 이상하고 알려지지 않은 많은 것을 보았다. 그는 자신이 본 것을 스케치하고 그림으로 아름답게 표현했으며 연구 결과를 학술지에 발표했다. 이를 계기로 유럽 전역의 과학자들이 미생물에 대해 알게 되었다.

그러나 레이우엔훅이 미생물을 보았다고 해서 그가 본 것을 이해했다는 의미는 아니다. 그는 자신이 수채화로 그려 금테 액자에 건 작고 아름다운 형태와 우리가 세상을 공유한다는 사실의 결과를 이해하지 못했다.

레이우엔훅 시대에도 사람들은 전염에 대한 이론을 가지고 있었다. 이탈리아의 의사이자 시인인 지롤라모 프라카스토로(매독이라는 이름을 붙인 사람)는 일찍이 16세기에 감염성 입자인 포메(매개물이라는 뜻)에 대한 이론을 썼다. 그리고 로마 황제 티베리우스가 대중의 입술에서 없애고 싶어 했던 구순 포진을 키스가 퍼뜨린다는 사실을 어느 정도 깨닫지 못했다면 서기 20년경에 키스를 금지하지 않았을 것이다.

그러나 레이우엔훅과 동시대 과학자들은 현미경으로 관찰한 둥근 막대 모양의 동물 같은 형태들이 단순한 장식 이상이며, 활동적이고 살아있다는 것을 깨닫지 못했다. 그리고 그것들이 질병의 전파자, 즉 질병 자체라는 것을 깨닫지 못했다. 그들은 의학 역사상 가장 큰 미스터리 중 하나에 대한 해답이 바로 코앞에 있음을 깨닫지 못했다.

과학자들이 이것저것 종합해서 추론해 우리와 우리의 삶에 작은 형태가 실질적인 영향을 미칠 수 있다는 것을 깨닫기까지 300년이 더 지나야 했다.

미생물학 분야의 포문을 연 실험 중 하나는 질병이나 신체, 체액이 아니라 포도주와 관련이 있다.

19세기 프랑스에서 포도주 생산 문제보다 사람들을 더 화나게 하는 것은 거의 없었다. 고쳐 말하겠다. 유럽의 어느 세기 어느 국가에서든 포도주 생산 문제보다 사람들을 더 화나게 하는 것은 거의 없었다.

　포도주 양조는 고대의 기술이며 포도즙을 더 많이, 더 잘 가공하고자 했던 사람들의 갈망은 다양한 방식으로 과학적 진보를 이끌어 왔다. 강철 탱크, 여과, 살충제, 테루아르,* 유전학, 온도 조절, 달의 단계, 벌거벗고 춤추는 처녀들 등이 그 예다.

　포도주 생산은 미생물학의 빛나는 실례다. 우리는 포도를 변형시키는 효모에 감사해야 한다. 효모 또는 다른 미생물이 무엇인지 알기도 전에 우리가 수천 년 동안 포도를 포도주로 바꿨지만 말이다.

　프랑스의 화학자이자 과학자인 루이 파스퇴르는 처음으로 그 빛을 본 사람이다. 이 모든 이야기는 여러 명의 포도주 제조업자들이 문제를 해결하러 파스퇴르를 찾아갔을 때 시작되었다. 그들의 포도주 중에는 신맛이 나서 마실 수 없는 술이 있는가 하면, 다른 통에 잘 보관된 포도주도 있었다.

　신 포도주를 현미경으로 조사한 파스퇴르는 신 포도주에 괜찮은 포도주에 없는 작은 막대 모양의 물체가 가득 차 있음을 발견했다. 파스퇴르는 작은 막대가 신맛을 유발한다고 깨달았고, 그는 옳았다. 그가 본 것은 젖산균이었는데, 자연스레 포도주의 산은 포도주의 산도를 높였다. 그걸 깨달은 후에 현미경 아래의 다른 둥근 막대들이 우리 삶에 영향을 미칠 수 있음을 아는 데까지

* 와인의 원료가 되는 포도를 생산하는 데 영향을 주는 토양, 기후 따위의 조건을 통틀어 이르는 말.

는 오래 걸리지 않았다.

200년 후, 나는 현미경 앞에 앉아 작고 손상되기 쉬우며 아주 혐오스러운 것을 유심히 관찰하고 있다. 이, 즉 사면발니로 라틴어 이름으로 귀엽게 프티루스 푸비스Pthirus pubis라고 불린다. 프티루스는 고대 그리스어로 파괴를 뜻한다. 치골이라는 뜻의 푸비스는 이가 생식기 부위에 산다는 사실을 나타낸다. 졸린 작은 이를 생식기의 파괴자라고 부르는 것은 귀여운 작은 개를 킬러라고 부르는 것과 같다. 귀여운 이름이다.

　이 생물은 더듬이에서 뒤쪽 끝까지 측정한 길이가 2밀리미터도 채 되지 않지만, 내 현미경으로 투명하고 둥근 몸체가 너무나 선명하게 보여서 작고 세세한 사항을 모두 묘사할 수 있다. 취약하고 멸종 위기에 처한 생물이라서 훌륭한 볼거리라고 생각한다.

　나는 사면발니를 이번에 처음 보았는데, 내가 가장 놀란 건 최근에 내 환자인 말리크라는 남자를 빨아 먹은 검붉은 피가 분명히 보인다는 점이다. 흡혈귀처럼 이 동물은 인간의 피를 먹고 산다. 나는 그것이 바닷물처럼 앞뒤로 흔들리는 것을 보았다. 사면발니는 Y자형 구멍에 들어 있는데, 나는 그것이 일종의 소화계임이 틀림없다고 생각한다. 내장이나 위, 또는 이 둘의 혼합체일 것이다. 만약 그렇다면 이 작은 녀석은 반드시 배를 채워야 한다. 그것은 너무나 역겹게 배가 꽉 차 보였다. 아마도 그 피가 나른함과 졸림을 가져와 오후 낮잠을 자도록 만들었을 것이다. 하지만 그것은 여기 내 현미경 아래에서 생을 마감할 것이다.

말리크는 사타구니의 심한 가려움증에 시달리다가 내 진료실에 들어왔고, 이제 나는 그 이유를 안다. 사면발니에게 물리면 특별한 물질을 분비하는 침 때문에 가려움증이 생긴다. 이 물질은 응고된 혈액을 용해해 마시기 쉽게 만든다. 물린 상처와 달갑지 않은 가벼운 출혈은 피부에 가렵고 푸르스름한 반점을 남긴다. 우리는 한동안 속옷에 이가 있었던 사람들에게서 이런 반점을 많이 발견한다. 때때로 작고 딱지 같은 얼룩도 생기는데, 이건 실제로 이의 똥이다.

이 생물은 임질, 매독, HIV보다 훨씬 더 가까운 우리의 친척이다. 이것의 몸체와 소화 기관을 보면 거의 일종의 동물 같지만, 그렇지 않다. 그것은 벌레이자 기생충이다. 즉 다세포 유기체다.

기생충이라는 단어를 떠올리면 긍정적인 것이 거의 생각나지 않는다. 이 단어는 그리스어 파라시토스parasitos에서 유래했다. 파라para는 함께 또는 곁에 있다는 뜻이고 시투스situs는 음식을 의미하므로 이 단어는 〈다른 사람의 식탁에서 먹는다〉라는 뜻이다. 주는 거 없이 받기만 하는 초대받지 않은 손님이다.

『메리엄웹스터 의학 사전』에 따르면, 기생충은 〈숙주에게 직간접적으로 해를 끼치는 상태에서 영양분을 얻거나 성장하거나 번식하기 위해 다른 유기체 안에 있거나, 다른 유기체와 함께 살거나, 다른 유기체 위에 사는 유기체〉다.[1] 양쪽이 주고받는 관계(공생이라고 함)로 공존하는 종도 있지만, 그건 기생충이 아니다.

영어로 기생충은 공짜 손님과 동의어다.

일상에서 우리는 다른 사람의 일이나 돈, 에너지, 기타 자원을 아무 대가 없이 빼앗는 사람에게 기생충과 공짜 손님이라는 단어를 사용한다. 이는 증오를 불러일으키는 단어다. 우리는 이 단어를 모욕으로 사용한다. 역사를 통틀어 이 모욕은 모든 인종에서 사용되었다.

현미경으로 보면 사면발니의 다리 여섯 개가 다르다는 것이 아주 분명하게 보인다. 앞쪽에 있는 다리들(앞다리)은 작은 바늘로 끝나는 털이 많은 두 개의 가는 막대기와 같다. 하지만 네 개의 뒷다리는 녹슨 붉은 갈고리처럼 생긴 작은 발톱으로 끝난다. 이 발톱은 게와 비슷하며 사면발니는 이를 사용하여 음모에 달라붙는다. 아마도 그래서 사면발니에게 게라는 별명이 붙었을 것이다.

놀랍게도, 뙤약볕 같은 강렬한 열을 발산하는 작고 강한 램프 위에 놓인 두 개의 유리 슬라이드 사이에 눌려 끼어 있는 사면발니는 여전히 살아 있었다. 내가 사면발니를 고문하고 있다는 건 의심의 여지가 없었다. 이는 다리를 움직이지 않았지만 더듬이는 이따금 움직이며 옆으로 휙 실룩거렸다가 다시 중앙으로 돌아왔다. 마치 자동차 앞 유리의 와이퍼처럼 말이다.

불쌍한 작은 벌레. 아마도 그것은 말리크의 몸을 그리워할 것이다. 말리크는 원하지 않지만 말이다. 그것은 따뜻한 피부와 맛있는 피를 갈망하지만, 무엇보다도 피난처를 제공한 음모를 그리워하고 있을 것이다. 음모를 선호하지만, 사타구니가 아니더라도 두껍고 되도록 곱슬을 약속하는 숙소라면 사면발니는 기꺼이 기어들어 갈 것이다. 겨드랑이뿐만 아니라 눈썹과 속눈썹에도 사면발니가 있을 수 있다. 머리카락은 종종 너무 가늘고 빈약하지만, 두꺼운, 풍성한 머리카락이라면, 이 또한 사면발니에게 안식처가 될 것이다.

털은 이가 알을 낳을 수 있는 실용적인 장소를 제공한다. 개구리가 물밑의 갈대에 알을 낳듯이, 사면발니는 끈적끈적한 작은 알을 피부 표면 바로 위의 음모에 붙인다. 이가 있는 환자의 털을 주의 깊게 살피면 이론상 작은 구슬처럼 반짝이는 알을 발견할수 있다. 그러나 눈이 매우 예리하거나 돋보기를 사용해야 한다. 알의 지름이 반 밀리미터 미만이다!

살아남은 알은 일주일 후에 부화하여 작은 유충이 되고 나중에이가 된다. 그러나 부화하지 않은 수많은 알이 털에 남아 천천히자란다. 피부에서 알까지의 거리를 측정하면 알의 나이와 함께이가 얼마나 오래 살았는지 대략 알 수 있다. 머리카락은 한 달에약 1센티미터의 속도로 자란다. 암컷은 3∼4주 동안 살며 하루에최대 세 개의 알을 낳는다.

말리크나 다른 환자들이 가려움증과 불편함에 시달리지 않기를 바라지만, 현미경으로 이를 볼 기회를 얻게 되어 나는 다소 만족스러웠다. 내가 언제 다른 이를 볼 수 있을지 몰랐다. 노르웨이 병원에서 이를 보는 일이 드물어졌기 때문이다. 이의 입장에서 털이 없는 몸은 황량한 사막과 같다. 생존할 수 없다. 그리고 요즘은 많은 사람이 음모의 일부 또는 전부를 제거하여 음모의 영역을 제한한다.

사면발니는 털 없이는 살 수 없으므로 제모는 수백 년간 치료의 자연스러운 부분이었다. 15세기에는 털이 유행했지만, 사면발니가 너무 흔해서 털로 멋을 내는 일을 중단했다. 그러나 기생충을 피하려고 털을 제거한 여성들은 여전히 유행을 따르려고 했다. 머킨이라는 특별한 음모 가발이 발명된 것도 그 때문이다.[2]

이와 알은 손톱이나 이 빗으로 제거하거나 처방전 없이 살 수 있는 살충 크림을 사용하여 제거할 수도 있다. 진료실로 돌아와 현미경으로 이를 유심히 보았다고 말하며 내가 말리크에게 이 크림을 추천했다.

「의심의 여지가 없어요. 확실히 사면발니예요.」내가 말했다.

「저도 볼 수 있나요?」눈을 크게 뜬 말리크가 물었다.

「원하신다면요. 영상을 찍어 놨어요.」

「역겨움의 정도가 1에서 10까지 중 얼마인가요?」

「직접 판단하셔야 할 거예요. 당신이 벌레에 얼마나 관심이 있느냐에 따라 달라지겠죠.」

「벌레라고요?」그가 기쁨과 공포가 섞인 목소리로 물었다.

「이건 벌레예요. 다리가 여섯 개 있어요.」

「맙소사, 저는 벌레를 너무 싫어해요. 하지만 어쨌든 보여 주세요.」

「후회 안 하죠?」내가 웃음을 억누르며 물었다.

「그럼요.」말리크가 말했다. 그가 조급하게 손을 흔들었다.「꼭 봐야겠어요. 보여 주세요!」

나는 내 하얀 가운 주머니에서 휴대 전화를 꺼내 그의 눈에 보이도록 화면을 들어 올리고 재생 버튼을 눌러 흔들리는 피와 움직이는 더듬이를 보여 줬다. 말리크는 의자에 털썩 앉으며 두 손으로 눈을 가렸다.

「맙소사! 살아 있어요!」

「이때만요. 당신 없이는 살아남지 못할 겁니다.」

「죄책감을 느끼게 하시는군요.」말리크가 웃으며 말했다.

「미안해요. 하지만 당신이 멸종 위기에 처한 이에게 방을 내줬다는 걸 명심하세요.」

「그만요!」

「그리고 몸을 이 보호 구역으로 만드는 대신, 숲을 베어 내고 작은 이 새끼들을 모두 죽일 크림을 뿌릴 예정이에요.」내가 계속 말했다.「감히!」

「하지만 감히 그래야죠.」말리크가 말했다.「작은 이에게는 미안하지만, 감히.」

「당연하죠.」내가 말했다.「필요한 게 있으면 다시 오세요.」

「선생님은 이를 더 많이 보고 싶으시죠?」말리크가 말했다.

「제 마음을 꿰뚫으시네요.」내가 그를 배웅하며 말했다.

현재 유행하는 면도가 사면발니의 멸종으로 이어진다면, 그것이 오랜 경주에 마침표를 찍을 것이다. 유사 이래 사면발니는 인체에서 인체로 옮겨 가며 우리에게 단단히 붙어 있었다. 사면발니는 피부 접촉을 통해 전염된다. 반드시 그런 것은 아니지만 종종 성적 접촉이 원인이다. 몸이 서로 접촉하면 이가 털이 많은 곳에서 또 다른 털이 많은 곳으로 기어올라 갈 수 있다. 수건과 침구에서 사면발니를 잡는 일은 드물다. 이것들은 따뜻한 몸과 신선한 피 없이는 몇 시간 이상 생존할 수 없다.

알려진바, 사면발니는 동물계 전체에서 우리 인간만을 감염시킨다. 그러나 우리 조상들은 약 300만 년 전에 고릴라의 조상들로부터 사면발니의 조상들을 옮았을 것이다. 아마도 우리가 고릴라의 둥지를 빌렸기 때문일 것이다.

요즘 고릴라에게는 게를 닮은 사면발니의 변종인 고릴라 사면발니가 퍼져 있다. 고릴라가 좀처럼 면도하지 않는다는 사실은 사면발니 종족 전체에게 좋은 소식이 될지 모른다. 고릴라가 사면발니보다 더 심각한 멸종 위기에 처해 있지 않다면 말이다.

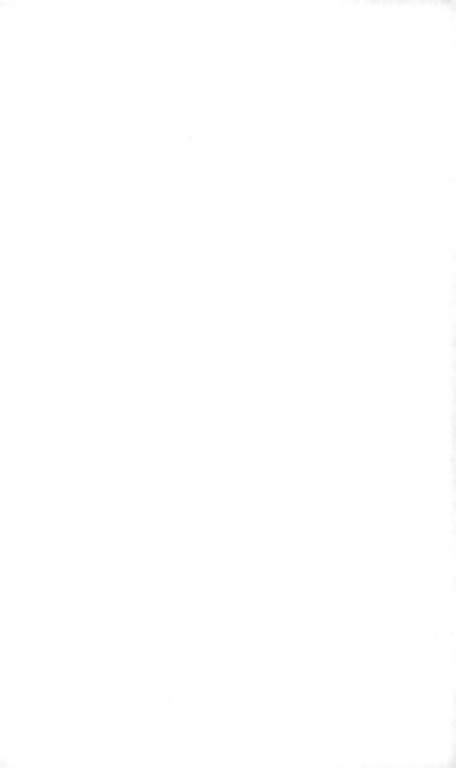

제8장
적과의 동침

HPV 자궁 경부암에 관한 약간의 지식

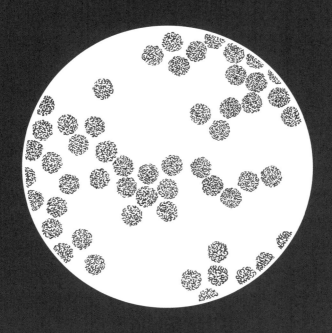

누군가가 내게 그것을 옮겼어. 내가 너에게 그것을 옮겼지. 차 뒷자석에서. 가능한 한 빨리 다른 사람과 자. 그것을 옮겨. 그것이 너를 잡으면, 그것이 내 뒤를 따라올 거야……. 알겠지?

— 데이비드 로버트 미첼, 「폴로」

암은 성병이 아니지만, 자궁 경부암의 거의 모든 경우는 큰 인체 유두종 바이러스HPV 계열의 특정 성병 바이러스 감염으로 인해 발생한다.

성적으로 활발한 사람 대부분은 일생에 한 번 이상 HPV에 감염된다. HPV 감염은 피부 세포를 변화시키지만, 대부분 이러한 세포 변화는 저절로 교정된다.

그러나 어떤 경우에는 그렇지 않다. 대신 그들은 악화하고, 수년에 걸쳐(평균 15년 이상) 자궁 경부의 감염된 세포는 일반 세포에서 암세포로 변화한다.[1] 매년 300명 이상의 노르웨이 여성이 자궁 경부암 진단을 받고, 70~90명이 이 병으로 사망한다.[2] 즉, HPV 감염이 암이 될 가능성은 극히 작지만 실제로 그런 일이 발생한다. 자궁 경부암은 갑자기 무자비하게 발생한다.

공포 영화「폴로」에서 무시무시한 존재가 섹스를 통해 사람에서 사람으로 전염된다. 이 존재에 감염되면, 이것이 걷는 속도로 따라가 감염자를 잡는다. 그리고 감염자가 죽는다. 이 영화가 흥미로운 이유는 섹스가 우리를 더럽게 만든다는 고대의 뿌리 깊은 관념에 호소하기(그리고 조롱하기) 때문이다. 섹스는 질병, 원치 않는 임신, 자궁 경부암 또는「폴로」에서처럼 성행위로 전염되는 괴물과 같은 무서운 결과를 가져와야〈한다는〉것이다.

다행히도, HPV 관련 암과 영화「폴로」의 줄거리는 성관계, 대기 시간, 충격 이외에는 공통점이 없다. 영화에서 해결책(일시적일 뿐)은 괴물을 다른 사람에게 넘기는 것이다. 그러나 HPV 관련 암은 자궁 경부의 세포를 검사하여 조기에 발견할 수 있어 에드나가 오늘 내 진료를 받기 위해 왔다.

「준비되셨어요?」내가 물었다.

나는 검경의 주둥이를 닫은 상태에서 90도 돌려서 그녀의 질로 더 쉽게 미끄러질 수 있도록 했다.

「준비됐어요.」에드나가 대답했다.

「엉덩이가 정말 무겁다고 상상하면 긴장을 푸는 일이 더 쉬울 거예요. 심호흡하고 의자에 앉으세요.」

에드나는 눈을 감고 코로 천천히 숨을 들이마셨다.

검경이 미끄러져 들어가자 내가 그것을 다시 돌려서 오리가 정면을 바라보도록 했다. 나는 오리의 턱을 부드럽게 열어 두 개의 날이 질 벽을 눌러 그것이 텐트 버팀목처럼 분리되게 했다. 에드나의 자궁 경부가 밖으로 튀어나오는 장난감 상자처럼 튀어나왔다. 그것은 둥글고 매끄럽고 환상적이었다.

자궁의 가장 아랫부분이 자궁 경부(자궁목)다. 자궁 경부 일부는 질의 끝에 위치하며, 구멍이 있는 반구처럼 보인다. 내가 지금 검사하는 부분은 포르티오 바지날리스, 즉 외경부다. 손가락으로 만져 보면 코끝과 비슷한 느낌이 든다. 단단하고 탄력 있으며, 크기가 비슷하다.

자궁 경부는 또한 몇 년 전 휴가지 로마에서 보았던 모든 신의 신전인 판테온의 천장을 생각나게 한다. 돔형 지붕의 중앙에는 태양의 신성한 빛이 들어오도록 설계된 구멍이 있었다. 그러나 자궁 경부의 구멍에서 나오는 것은 빛이 아니라 똑같이 신성한 다른 것들이다. 예를 들어, 생리혈이 있다. 분비물도 있다. 아기는 말할 것도 없지만 말이다.

샘플을 채취하기 전에 나는 에드나의 자궁 경부에 있는 점막을 잠시 관찰했다. HPV 바이러스와 같은 미생물은 문제를 일으키기 전에 몸 안으로 들어가는 길을 찾아야 한다. 다행히도 인체의 모든 바깥 부분은 세포 보호층으로 덮여 있다. 갑옷이나 코팅처럼 말이다. 이 층을 상피라고 한다. 베인 상처나 찢어진 상처와 같은 상피의 약점은 미생물의 이동을 쉽게 한다.

에드나의 자궁 경부를 주의 깊게 검사하여 궤양이나 손상, 종양을 찾았지만, 이상은 없었다. 하지만 에드나의 점막이 두 가지 색으로 되어 있었다. 바깥쪽 가장자리는 옅은 분홍색이고, 안쪽에 외부 개구부라고도 하는 신성한 구멍 쪽으로 붉은 주황색 영역이 보였다. 이것은 자궁 경부 외배엽이라고 하며, 비교적 흔하다. 특히 젊은 여성에게서 그렇다.

자궁 경부 표면에는 두 종류의 상피가 있다. 내경부로 알려진 자궁 경부의 안쪽 부분은 반짝이는 붉은 주황색을 띤다. 원주 세포는 음와(막힌 틈)에 배열되어 점액을 생성한다. 경부의 바깥쪽, 눈에 보이는 부분은 여러 층의 판형 세포로 덮여 있으며 옅은 분홍색이다. 이 두 종류의 상피는〈변형 영역〉에서 만나며, 여기에서 두 종류의 상피가 점차 전혀 다른 상피로 변해 간다. 전체 변형 영역은 일반적으로 자궁 경부의 안쪽과 바깥쪽을 구분하는 영역에 있으며, 종종 돔의 구멍 바로 안쪽에 있다. 그러나 자궁 변위가 있는 경우, 일반적으로 구멍 안쪽에 있는 세포가 돔을 가로질러 챙처럼 자라면서 변형 영역을 이동시킨다. 챙이 넓을 때가 있고 어떤 때는 좁다. 에드나의 경우, 별 모양처럼 들쭉날쭉했다.

변형 영역에 뒤섞여 있는 상피는 취약하고 미생물 방어 기능이 떨어진다. 나는 변형 영역을 다음과 같이 생각한다. 태양이 강할 때, 머리가 긴 사람들은 종종 햇볕으로 인해 가르마에 화상을 입는다. 가르마의 양쪽에 민감한 두피를 보호하는 모발이 있다. 하지만 가르마는 태양이 들어오는 길이다. 변형 영역이 HPV 바이러스의 진입점인 것처럼 말이다.

「이제 샘플을 채취할게요, 에드나.」 내가 말했다.

손잡이가 긴 부드러운 화살촉 솔을 잡고 내가 솔의 얇은 가운

데 부분을 바깥 구멍에 삽입했다. 내가 솔을 회전시키자 넓은 솔의 나머지 부분이 자궁 경부 표면을 살살 쓸었다. 변형 영역은 점막의 약한 부분이고, 세포 변화가 종종 시작되는 곳이므로 이곳에서 세포 샘플을 채취하는 것이 중요하다.

「어때요?」내가 천천히 솔을 돌리면서 물었다.

「기분이 이상하지만 아프지는 않아요.」에드나가 말했다.

「좋아요.」내가 마치며 말했다. 「다 됐어요.」

나는 에드나의 이름과 ID 번호가 적힌 투명한 액체가 담긴 작은 용기에 솔을 헹구고 상단의 나사를 조였다. 이것을 추가 검사를 위해 보낼 것이다.

에드나는 산부인과 의자에서 미끄러져 내려와 스크린 뒤에서 옷을 입었다.

「자궁 경부암 검사 후 약간의 출혈이 있는 것은 지극히 정상입니다. 그러니 그런 일이 일어나더라도 걱정하지 마세요.」

「결과는 어떻게 아나요?」

「세 가지 중 하나예요. 도말이 정상이면 연락이 가지 않을 겁니다. 때가 되면 다음 검사를 위해 다시 전화를 받게 될 거예요. 하지만 세포 변화가 있는 경우 연락을 받을 거예요. 변화하는 유형이 몇 가지 있어요. 대부분이 저절로 나아 몇 달 안에 또 다른 도말 검사를 받아야 하는 경우가 많습니다. 그러나 즉시 변화를 자세히 살펴봐야 하는 경우라면 산부인과 의사가 알릴 거예요.」

「알았어요.」에드나가 말하고는 진료실을 나갔다.

초기 단계에서 암을 발견할 수 있는 자궁 경부 도말 검사는 생명을 구하는 혁신적인 발명품이다. 검사가 매우 간단하고 저렴하여 전 세계적으로 수많은 여성이 이용한다.

자궁 경부 세포진 검사는 이 검사를 발명했다고 알려진 그리스 의사 조지 파파니콜로의 이름을 따서 〈파파니콜로 도말 검사 혹은 팹 검사〉라고도 한다.

1928년 파파니콜로는 현미경으로 여성의 질 분비물을 조사하는 연구를 수행했다. 목표는 월경 주기 동안 수집된 분비물 샘플의 세포 변화를 관찰하는 것이었다. 그는 이미 기니피그에서 세포 변화를 보았고 이 발견이 인간에게도 적용될지 알고 싶었다. 우연히 그의 연구에 참여한 여성 중 한 명이 자궁 경부암에 걸렸고 파파니콜로가 그녀의 도말 중 하나를 검사했을 때 세포 변화를 명확하게 볼 수 있었다.

같은 해 그가 학회에서 연구 결과를 발표하자 엄청난 논란이 일었다. 매우 간단하고 비침습적인 검사로 세포 변화와 암을 발견할 수 있다는 것은 믿기 힘들었다.

파파니콜로는 여러 차례 노벨 의학상 후보로 지명되었다. 그러나 아마도 그의 발견과 관련한 논란 때문인지 수상하지 못했다. 또 다른 과학자인 루마니아의 아우렐 바베스도 파파니콜로 박사 이전에 질 도말 검사의 이점을 발견하고 1927년 학회에서 연구 결과를 발표했다. 하지만 파파니콜로는 자신의 논문에서 바베스를 인정하지 않았다. 그들이 서로의 연구를 알고 있었는지는 확실하지 않지만, 물론 두 과학자가 서로 독립적으로 같은 발견을 할 가능성은 있다.

자궁 경부암 사례와 자궁 경부암의 전구 물질을 최대한 많이, 그리고 빨리 발견하기 위해 노르웨이는 자궁 경부가 있는 모든 사람이 25세부터 정기적인 자궁 경부 도말 검사를 받도록 권장하는 국가 검진 프로그램을 운영하고 있다.*

에드나의 도말 검사는 표준 검진이므로, 에드나의 세포가 포함된 샘플 슬라이드는 병리학 실험실로 보내졌다. 자궁 경부 도말 검사의 체액은 HPV 바이러스의 고위험 변종인지를 검사받는다. HPV 검사가 음성이면 추가 검사가 필요 없다. 양성이면 병리학자가 현미경으로 세포를 철저히 검사하여 일반 점막 세포와 다른지 확인하고 변화가 얼마나 심각한지 설명한다. 세포 변화가 있는 여성은 후속 조치를 받아야 한다.[3] 이 검진은 5년마다 실시된다.

검사의 간격이 긴 이유는 무엇일까? 음, 5년이란 기간은 사람들에게 심각한 질병이 생기기에 충분하지 않다. 동시에, 해가 없는 세포 변화는 시간이 지나면 정상으로 회복하므로 여성에게 불필요하고 침습적인 검사를 하지 않는 것이다. 그래서 더 자주 검사하는 것은 권장되지 않는다. 많은 젊은 여성에게 HPV 감염과

* 국내에서는 만 20세 이상의 여성은 국민건강보험공단에서 시행하는 국가암검진 사업을 통해 2년마다 자궁 경부암 검사를 무료로 받을 수 있다.

비특이적이고 해가 없는 세포 변화가 나타나므로 25세 이전의 선별 검사도 권장되지 않는다.

그러나 다른 원인이 없이 불규칙한 질 출혈이나 성관계 후 출혈과 같은 증상이 나타나면 일반적인 검진 주기와 나이에 상관없이 조사와 검사를 시행해야 한다.

검진 외에도 암과의 전쟁에서 중요한 또 다른 무기가 있다. 바로 예방 접종이다. 백신은 가장 위험한 HPV 바이러스를 예방한다. 일부 백신은 생식기 사마귀를 유발하는 HPV 변종도 예방하는 효과가 있다. 다행히도 HPV 백신은 이제 성별에 상관없이 아동 예방 접종 프로그램에 통합되었다. 자궁 경부암이 가장 잘 알려져 있고 가장 널리 퍼진 유형이지만 HPV 감염은 외음부암, 음경암, 인후암, 직장암을 비롯한 여러 다른 암의 위험을 증가시킨다. HPV에 대한 집단 면역을 충분히 달성하면 장기적으로 바이러스로 인한 모든 종류의 암 발병이 줄어들 것이다.

네안데르탈인과의 섹스!

뼛속 깊이 도시인인 나는 집에서 가까운 전차 노선과 모퉁이 상점을 좋아한다. 그래서 나는 〈내면의 사냥꾼〉과는 거의 연관이 없다고 느낀다. 하지만 사실, 우리 조상인 수렵 채집인들은 HPV 바이러스가 우리 골반 부위에 자리 잡고 암을 유발한 책임이 있다.

실제로, 연구에 따르면 오늘날의 유라시아 인구의 조상은 네안데르탈인과 성관계를 맺음으로써 HPV-16(HPV-18과 함께 전 세계 자궁 경부암의 약 70퍼센트를 유발함)을 획득했다. 타블로이드판 신문들이 말했듯이 〈네안데르탈인과의 성관계가 치명적인 암을 유발했다〉.

이 책에 나오는 질병 중 몇 가지는 다른 종에서 넘어왔다. 헤르페스와 HIV는 침팬지에서, 사면발니는 고릴라에서 왔다. 그러나 이 모두가 성병이라 할지라도, 동물을 통한 전염이 반드시 우리가 유인원과 성관계를 했다는 의미는 아니다. 아무도 확실히 말할 수는 없지만, 과학자들은 우리가 침팬지의 혈액과 직접 접촉하여 헤르페스와 HIV를 얻었다고 가정한다. 그리고 아마도 고릴라 둥지를 빌리는 것과 같은 단순한 활동을 통해 우리가 사면발니에 옮았을 가능성이 크다.

그러나 HPV에 감염되기 위해서는 분명히 여러 상대와 성관계했을 것이다. 그것은 바이러스 DNA에 기록되어 있다. 바이러스에 다양한 특성을 부여하는 유전자를 조사한 후 과학자들은 바이러스가 지닌 개별 특성이 얼마나 오래되었는지 대한 가설을 세웠다. 예를 들어, HPV-16은 무려 4000만 년 전에 생식기 점막을 통한 전염에 특화되었다. 그래서 이 바이러스는 우리가 감염되기 훨씬 전에 생식기 전문이 되었다.

HPV가 네안데르탈인에서 현생 인류로 전파된 것은 한 번에 이루어진 것이 아니었다. 오늘날 HPV-16에는 여러 가지 변종이 있으며, 과학자들은 우리가 그 변종들에 다 전염되기 위해서

는 지난 8만 년 동안 네안데르탈인과 여러 번 성관계를 가진 것이 틀림없다고 결론지었다.[4]

초기 인류가 네안데르탈인과 성관계를 가졌다는 사실은 대담한 주장이 아니다. 많은 사람의 DNA 1~4퍼센트는 네안데르탈인에서 왔다. 다시 말해, 우리가 그들로부터 얻은 것이 암만은 아니다.

세포 변화

암은 우리 언어에서 가장 무거운 단어 중 하나다. 암cancer은 게를 의미하는 그리스어 카르키노스karkinos에서 유래했다. 의학의 아버지인 코스의 히포크라테스는 이미 기원전 400년 전에 암 종양을 게와 같다고 묘사했다. 그가 검사한 악성 종양은 피부와 조직을 뚫고 들어갔고 게 껍데기처럼 단단하고 둥글었다. 그리고 종양이 날카롭고 치밀한 발톱과 유사한 돌출부로 주변의 건강한 조직으로 침투하는 방식은 정말로 게와 비슷하다.

암은 암이 아니다. 어떤 면에서는 모든 개별 암이 별개의 질병이라고 말할 수 있다. 너무 느리게 자라고 대수롭지 않아서 나타난 지 10년이 지나 칼날로 긁어낼 수 있는 암도 있고 너무 공격적이어서 발견되기도 전에 환자를 죽일 수 있는 암이 있다. 모든 암의 공통된 특징은 단일 세포가 유전 물질에 너무 많은 오류, 즉 돌연변이를 축적하여 실제로 프로그래밍이 되지 않은 새롭고 해로운 활동에 참여해 병이 발생한다는 것이다.

우리 몸의 세포 하나하나는 우리의 모든 유전 물질의 복사본을 가지고 있다. 인체 세포가 끊임없이 분열할 때 유전자 코드가 복사되어야 한다. 이 코드는 너무 복잡하여 복사 과정에서 작은 오류가 자주 발생한다. 부호가 추가되거나 생략되거나 자리를 바꿀 수 있다. 일반적으로 이러한 돌연변이는 해롭지 않다. 그러나 일부는 세포에 원하지 않는 능력을 남길 수 있다.

암세포에는 그러한 능력이 몇 가지 있다. 암세포는 제대로 작동하지 않더라도 살아남아, 통제할 수 없을 정도로 분열할 수 있게 된다. 악성 세포가 뭉쳐 종양을 형성한다. 배고픈 게처럼 종양은 주변 조직을 갉아 먹고 혈액과 림프를 통해 신체의 다른 부위로 퍼진다.

몇 주 후, 에드나의 도말 검사 결과가 내 편지함에 떨어졌다.

「암인가요?」 내가 결과를 알리려고 전화했을 때 그녀가 물었다.

「아니에요.」 내가 말했다. 「암에 걸리지 않았지만, 우리가 자세히 살펴볼 필요가 있어요.」

「하지만 암에 걸리지 않았다면 무슨 문제가 있는 거죠?」 전화선 저편에서 숨소리가 가빠지며 그녀가 물었다.

「저울을 상상해 보세요.」 내가 말했다. 「정상 세포는 한쪽 끝에 있고 암세포는 다른 쪽 끝에 있어요. HPV 바이러스로 인한 세포 변화는 그 사이에 있어요. 일반적으로 우리 면역 체계는 HPV 감염을 처리하고 모든 것이 정상으로 돌아가도록 보장합니다. 하지만 그렇지 않은 경우, 변화가 더 심각해질 수 있어요. 그리고 수년에 걸쳐 심각한 변화가 점차 암으로 발전할 수 있답니다. 당신 몸에 세포 변화가 있어 더 자세히 살펴봐야 하지만, 그것이 암에 걸렸다는 의미는 아니에요. 하지만, 어쨌든, 우리가 도말 검사를 해서 지금 알았다는 건 정말 좋은 일입니다.」

「하지만 3년 전에 찍은 팹 검사는 완벽하게 괜찮았어요.」에드나가 말했다.

「암은 천천히 진행되니까요. 검진 프로그램을 따르면 일반적으로 암에 걸리기 전에 잡아낼 수 있어요.」내가 말했다.

「일반적으로.」에드나가 말한다.

「이 소식이 불쾌하다는 걸 압니다. 하지만 당신은 지금 의료 시스템 안에 있어요. 당신을 산부인과 전문의에게 보내서 조직 샘플을 채취하도록 할 겁니다. 자궁 경부에서 채취한 작은 점막 조각을 현미경으로 검사할 거예요.」

「그다음에는 어떻게 되나요?」

「조직 샘플은 정상일 수도 있고 세포 변화가 보여 치료가 필요할 수도 있어요. 우리는 그냥 기다리면 돼요.」

「알았어요.」

「다음 예약 전에 더 물어보고 싶은 것이 있나요?」

「없어요.」

「확실해요?」

그러나 에드나가 이미 전화를 끊은 뒤였다.

질확대경

자궁 경부의 점막을 잘 보기 위해 산부인과 전문의는 이동식 받침대와 램프, 꼭대기에 양안 현미경으로 구성된 기구를 사용한다. 이 기구는 산부인과 의자 앞에 놓여 램프에서 나오는 강한 광선이 환자의 질을 비춘다. 양안 현미경을 사용하면 산부인과 의사가 다른 기구를 넣지 않고도 점막을 자세히 들여다볼 수 있다.

이 기구를 질확대경(콜포스코프colposcope)이라고 한다. 이 이름은 속이 빈 자궁을 의미하는 그리스어 콜포스kolpos와 검사를 의미하는 스코페인skopein에서 유래했다.

질확대경은 1924년 독일의 의사이자 교수인 한스 힌젤만이 개발했다. 그는 고집이 세고 약간 공격적이었다고 하며, 자신의 발명품인 질확대경이 산부인과와 생식기 암 진단을 영원히 바꿀 것이라고 열렬히 확신했다. 그러나 그는 저항에 부딪혔다. 그의 동료 중 몇몇은 이 기구를 비실용적이라고 무시했고 질확대경을 사용하지 않고도 전문가들이 점막 변화를 쉽게 진단할 수 있다고 생각했다. 힌젤만은 질확대경을 사용하지 않은 모든 의사가 당시 매년 발생한 40만 건의 자궁 경부암 사망의 공모자라고 비난했다.[5]

무른궤양으로 매독을 치료하려고 했던, 똑같이 고집스럽고 확신에 찼던 칼 빌헬름 보에크와 달리 힌젤만은 옳았다. 질확대경은 산부인과를 영원히 바꿔 놓았다. 이 기구는 오늘날까지 사용되어 의사들이 에드나와 같은 환자를 더 쉽게 도울 수 있다. 그러나 발견에서 상용화까지 가는 과정에서 아우슈비츠의 공포를 거쳤다.

1943년, 아우슈비츠의 SS 의사*인 에두아르트 비르트스는 힌젤만과 협력하여 자궁 경부암의 초기 단계에 관한 연구를 수행했으며(힌젤만은 비르트스가 수용소에서 질확대경을 사용할 수 있도록 했다), 유대인 여성들은 포로 수송선에서 내리자마자 연구에 모집되었다. 여성들은 아우슈비츠에서 수행된 많은 무시무시한 의학 실험의 현장인 공포의 블록 10으로 보내졌다. 그곳에서 여성들은 질확대경을 사용하여 세포 변화를 검사받았다. 세포 변화가 의심되는 경우 에두아르트 비르트스가 〈샘플〉을 절제했다. 샘플은 실험실로 보내졌고, 힌젤만은 샘플을 잘라 내고 현미경으로 의심되는 세포 변화와 암 여부를 검사했다.

이와 같은 〈선별 검사〉는 알려진 나치 강제 수용소의 다른 실험과 비교할 때 그리 나쁘게 들리지 않을 수 있다. 암을 조기에 발견하는 검사가 환자에게 유용할 수 있다고 생각할 수 있지만, 그렇지 않았다.

에두아르트 비르트스는 기술을 부적절하게 사용하고 무자비한 외과 의사였다. 실제로는 점막의 작은 샘플을 제거해 검사하는 시술만 필요했지만 비르트스는 세포가 변화했을 가능성이 낮은데도 자궁 경부 전체를 잘라 내기로 했다. 그가 실험한 여성들은 수용소 생활 중에 끔찍한 궁핍을 겪어 이미 쇠약한 상태였고 수술 후 종종 심한 출혈을 겪었다. 게다가 이 시술은 이 연구에 포

* 나치 친위대의 직책 중 하나.

함된 〈환자〉를 돕기 위한 목적이 전혀 아니었다. 실제로 암이나 세포 변화가 있었던 사람들을 위한 후속 조치나 치료법은 없었다. 경부가 제거된 여성들은 추가 실험에 적합하지 않다고 간주했다. 실제로 이는 자동으로 가스실에 보내진다는 의미였다.[6]

질확대경은 1920년대에 개발되어 1940년대에 〈연구〉를 통해 개선되었지만 1960년대가 되어서야 널리 사용되었다. 아마도 사람들이 나치 의사들의 연구를 수행하거나 인정하기를 꺼렸기 때문일 것이다. 그러나 어두운 역사에도 불구하고 이 기구는 세포 변화를 조사하는 실용적이고 중요한 도구다.[7]

에드나를 진찰하는 산부인과 의사는 질확대경으로 점막을 확대하여 철저히 검사할 수 있다. 그녀는 아세트산으로 점막을 닦아 의심 가는 조직의 색을 더 희게 만든다. 이것도 힌젤만이 발견했다. 그 이후, 조직 검사 핀셋을 사용하여 조직 샘플을 채취한다.

조직 샘플은 병리학자에게 보내진다. 그는 샘플을 웨이퍼처럼 얇은 조각으로 절단하고 도말 검사와 마찬가지로 현미경으로 철저히 조사한다. 병리학자가 세포와 조직 샘플 모두에서 변화를 발견하면 환자는 종종 자궁 경부 기저부의 작은 조각을 제거하는 사소한 절차인 원뿔 절제술이라는 치료를 받게 된다. 목표는 암으로 더 발전하기 전에 변화한 부위를 제거하는 것이다. 환자의 상태가 더 심각하고 암세포가 외부 점막을 넘어 자라면 원뿔 절제술만으로는 충분하지 않다. 그러면 자궁 경부 또는 자궁의 더 큰 부분을 제거해야 한다. 최악의 시나리오는 암이 신체의 다른 부위로 퍼지는 것이다. 운 좋게도 그것은 에드나의 운명이 아니었다.

「지난 몇 주 동안 그냥 멍하게 보낸 것 같아요.」 그녀가 말했다.

마침내 그녀의 생체 검사 결과가 나온 후 우리가 전화로 이야기하고 있었다.

「암 말고는 아무것도 생각하지 못했어요.」

「하지만 당신은 암에 걸리지 않았어요. 마지막 검사가 비정상으로 나와서 1년 안에 도말 검사를 또 받아야 하지만, 그 외에는 후속 조치나 치료가 필요하지 않아요. 조직 샘플은 완벽히 정상이었어요.」

「기회가 있었을 때 HPV 백신을 맞았으면 더 좋았을 텐데…….」

「지금 맞아도 돼요.」

「지금은 좀 늦지 않았나요?」

「빠르면 빠를수록 좋지만, HPV 바이러스는 여러 가지가 있고 그중 하나에 다시 걸릴 수 있으니 너무 늦지 않았어요.」

「선생님이 하실 수 있나요?」 에드나가 물었다.

「물론이죠.」 내가 말했다. 「처방전을 써 드릴게요, 예약을 잡아야겠어요.」

세포 절단

HPV 바이러스를 예방하는 백신에 우리가 감사해야 할 사람은 헨리에타 랙스라는 담배 경작인이다. 1951년, 31세였던 그녀는 한동안 부정기적인 질 출혈로 어려움을 겪었다. 출혈이 걱정되어 그녀는 의사를 찾았다. 그녀는 볼티모어의 존스 홉킨스 병원에서 검사를 받았는데, 당시 그곳은 가난한 흑인 환자를 치료하는 몇 안 되는 병원 중 하나였다. 이 병원은 백인 환자를 접수하는 곳과 랙스와 같은 흑인 환자를 접수하는 곳이 분리되어 있었다. 따라서 그녀가 의료 지원은 받았지만 인종 차별과 차별 대우를 겪지 않았을 가능성은 적다.

랙스를 검사한 산부인과 의사는 자궁 경부에서 큰 악성 종양을 발견했다. 그는 종양에서 조직 샘플을 채취하여 세포 생물학자인 조지 게이가 운영하는 실험실로 보냈다.

게이 박사는 자궁 경부암으로 고통받는 많은 환자의 세포를 검사하고 배양했다. 일부 배양 세포는 며칠 동안 인체 밖에서 생존했지만 얼마 있다 죽어 버렸다. 하지만 헨리에타의 세포는 특별했다. 세포가 죽지 않았다. 그녀의 세포는 살아남았을 뿐만 아니라 몸 밖에서 확실히 성장하는 것처럼 보였고, 분열하며 점점 더 증식했다.

헨리에타의 암세포는 실험실에서 성장하며 증식했지만, 헨리에타는 빠르게 병이 악화했다. 방사선 요법으로 그녀의 암을 치료하려 했지만 도움이 되지 않았고 종양이 발견된 그해에 그녀는 사망했다. 그녀는 다섯 자녀, 남편 데이비드 랙스, 그리고 놀라운 세포 무리를 남기고 떠났다. 게이 박사는 헨리에타의 종양에서 나온 세포를 보관했다. 세포는 계속해서 성장하며 분열했고, 그는 연구에 사용하기 위해 세포에 영양분을 주면서 더 배양하기로 했다. 그는 세포 주인의 이름을 따서 그것을 헬라 세포라고 불렀고, 다른 동료들에게 샘플을 보내 배양해서 연구에 사용할 수 있도록 했다. 곧 헨리에타 랙스의 악성 종양에서 유래한 세포가 전 세계의 실험실에 있게 되었다. 사람들이 화분에서 잘라 낸 가지나 사워도 덩어리를 친구와 지인에게 나눠 줄 때와 거의 같은 방식으로 세포가 점차 퍼져 나갔다.

헬라는 세계 최초의 〈불멸 세포주〉로, 몸 밖에서 살 수 있는 독특한 방식으로 세포가 돌연변이를 일으켰다는 뜻이다. 또한 세계적 연구에서 가장 널리 사용되는 세포주이기도 하다. 세포가 안정적인 방식으로 계속 증식하여 완전히 똑같은 사본을 생성한다는 것은 과학자들이 의약품을 테스트하고 그 결과를 다른 연구 팀과 국경을 넘어 쉽게 비교할 수 있음을 의미한다. 헨리에타의 세포는 우리에게 인체에 대한 지식을 주었다. 이 세포를 이용해 모든 인체 세포에 46개의 염색체가 있음을 발견했고, 암 치료제와 소아마비 백신을 개발했다. 헬라 세포는 연구를 위해 우주로 보내지기도 했다. 노벨상을 받은 바이러스 학자 하랄트 추어 하우젠이 헬라 세포의 유전 물질에서 HPV-18 바이러스의 DNA를 발견하고 나서야 HPV와 암의 연관성이 밝혀졌고, 이는 나중에 HPV 백신으로 이어졌다.

헨리에타 랙스의 비극적이고 이른 죽음은 의학에 엄청난 혁신을 가져다주었으며 전 세계 수많은 사람을 도왔다. 헬라 세포의 사용은 많은 연구 분야에서 표준이지만 논란의 여지가 전혀 없지는 않다. 이 세포는 헬라가 인지하거나 동의한 상태에서 얻은 것이 아니다. 그녀의 가족은 이 세포에 대한 통제권이나 소유권이 없다.[8] 우리가 할 수 있는 최소한의 일은 그녀를 기억하고 존중하는 것이다.

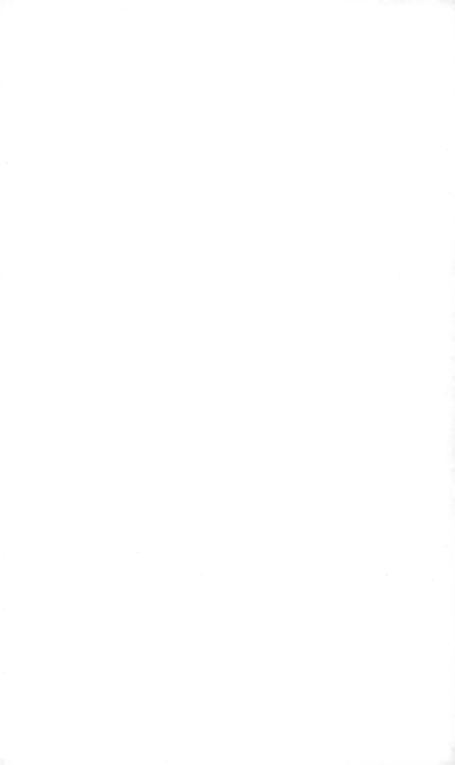

제9장
짜증 나는 여동생

미코플라스마에 관한 약간의 지식

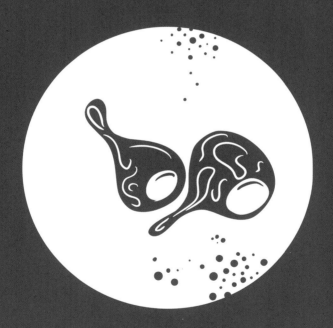

나는 리틀 미이야! 그런데 나는 그게 좋아서 뜯어
물어!

— 토베 얀손,『무민파파의 회고록』

「솔직히……」다음 환자가 말했다.

그녀의 이름은 마뤼암이고 그녀는 누군가와 의논할 일이 있었다. 사실은 나와 이야기해야 했다.

마뤼암은 생식기 부위에 증상이 없어서 내 진료를 예약하지 않았다. 따라서 검진이 필요 없었다. 그녀는 성병 자가 검사를 위해 여기 왔는데, 그저 병원 화장실에 들러 검사 키트를 벽의 우편함에 떨어뜨리면 실험실로 보내져 분석을 받으면 됐다.

그러나 질에 삽입하는 얇은 큐팁스 면봉 같은 것과 나중에 그걸 넣어야 하는 액체가 든 좁은 테스트 튜브로 구성된 검사 키트를 건네받고 마뤼암이 간호사에게 질문을 했다.

「그래서 제가 실제로 여기서 검사하는 성병이 무엇이죠? 그리고 이 검사에 미코플라스마*도 포함되나요?」

* 박테리아의 특성을 가진 미생물. 세포벽이 없고 열에 약하다.

간호사는 마뤼암이 클라미디아 검사를 받고, 미코플라스마는 포함되지 않는다고 대답했다.

「미코플라스마 검사도 하면 안 돼요?」마뤼암이 물었다.

「안 돼요. 그건 불가능해요.」간호사가 말했다.

그러자 마뤼암이 발끈했다. 그녀는 미코플라스마가 해로울 수 있다고 읽은 적이 있고 미코플라스마에 걸린 사람을 알고 있었다. 미코플라스마 검사가 가능하다는 걸 알고 있어서 그녀는 검사받을 수 없다는 대답이 푸대접으로 느껴졌다. 그녀는 간호사가 틀렸다고 확신했다. 결국에 우리가 〈의사와 이야기하는〉 상황이라고 부르는 일이 생겼다. 간호사가 내 진료실 문을 두드리고 마뤼암을 들여보냈다.

그래서 우리가 함께 있다.

마뤼암은 앉지 않았다. 내가 의자를 가리키며 〈앉으세요〉라고 말했는데도 말이다. 대신 그녀는 짜증이 난 표정으로 출입구에 서 있고, 나는 그 이유를 이해할 수 있었다. 나는 검사 기준이 이해하기 어렵고 공감하기 힘들 수 있다는 데 동의한다. 그리고 마뤼암과 달리 나는 실제로 그 기준을 읽었다

「미코플라스마 검사를 왜 받을 수 없는 거죠?」그녀가 물었다.

「외음부나 질에 증상이 있나요?」내가 말했다.

「아니요. 하지만 증상 없이 미코플라스마에 감염될 수 있다고 알고 있어요.」

「맞아요.」

「그래서 제가 미코플라스마에 감염되었을 수도 있나요?」

「네, 그럴 수도 있습니다.」

「그럼 확실히 검사해야죠!」

「아니에요. 안 그래도 돼요.」

미코플라스마 제니탈륨 세균에 의한 미코플라스마 감염은 때때로 클라미디아의 여동생이라고 불린다. 나는 이 명칭이 두 가지 이유로 의미가 있다고 생각한다.

첫째, 미코플라스마 세균은 말 그대로 거의 걸리지 않는다. 그것은 성병 세계의 리틀 미이*와 같다. 사실, 미코플라스마 계열의 세균은 우리가 알고 있는 가장 작은 세균이다. 너무 작아서 전자현미경이 필요하다. 그리고 그 세균을 엿볼 수 있다면, 머리 꼭대기에 올려 묶은 리틀 미이의 머리처럼 보인다.

둘째, 미코플라스마 감염은 클라미디아와 같은 증상과 합병증을 유발할 수 있다. 소변을 볼 때 화끈거림, 생식기 가려움, 비정상적인 분비물, 그리고 정말 운이 좋지 않다면 부고환염, 골반 염증 질환, 불임 등이 나타난다. 운 좋게도 이 질병은 클라미디아 대부분과 마찬가지로 매우 가벼운 증상을 유발하거나 전혀 증상이 없으며, 그래서 부지불식간에 다른 사람에게 전염될 수 있다.

얼핏 마뤼암이 오늘 우리 병원에서 미코플라스마 검사를 받지 못하는 것이 전혀 논리적이지 않아 보인다. 지금까지는 전 세계

* 토베 얀손의 〈무민 시리즈〉에 등장하는 체격이 아주 작고 고집스러운 꼬마 악동.

의 모든 진료실에서 코앞에 있는 모든 사람에게 미코플라스마 검사를 해야 할 것만 같다.

하지만 우리는 아직 전체 이야기를 듣지 못했다.

미코플라스마는 리틀 미이처럼 예측할 수 없고 고집스러우며 마음만 먹으면 꽤 짜증스러운 존재다. 그리고 그것이 폐를 끼치기로 작정하면, 전형적인 여동생처럼 제거하기 매우 어려울 수 있다.

임질을 유발하는 임균처럼 미코플라스마 세균은 항생제에 대한 내성이 강하다. 의사 경력이 짧지만 나는 변화를 느낄 수 있다. 이전에 표준 치료였던 이른바 마크롤라이드(큰 고리 모양 구조를 가진 염기성의 항생 물질)계 항생제인 아지트로마이신의 5일 과정을 견딜 수 있는 미코플라스마 변종에 사람들이 점점 더 많이 감염되고 있다. 그럼으로써 치료 과정이 복잡해져 우리가 더 강력하고 광범위한 항생제를 사용하여 문제를 해결할 수밖에 없다. 우리가 현재 사용하는 항생제는 목시플록사신이다. 표준 치료에 대한 내성이 널리 퍼져 있어 요즘은 실험실에서 미코플라스마를 감지하면 DNA 수준에서 세균의 마크롤라이드 내성이 있는지 자동으로 검사한다. 그러면 표준 치료를 사용할지 아니면 아주 강력한 항생제를 사용할지 알 수 있다.

강력한 항생제를 사용할 때의 문제는 더 많이 사용할수록 더 많은 미코플라스마 변종이 내성을 갖게 된다는 점이다. 일부 미코플라스마 변종은 이미 치료하기가 매우 어렵다. 게다가 신체의 다른 세균 종도 내성이 생긴다. 우리가 약을 이렇게 사용하면 갑자기 더 이상 항생제를 제공할 수 없게 될 것이다. 그럼 우리는 어떻게 해야 할까?

「그러니까, 만약 제가 약을 먹더라도 효과가 없을 수 있으니 저를 검사하지 않겠다는 말씀이세요?」 마뤼암이 말했다.

「그래요. 그리고 우리가 검사해서, 당신이 그 병에 걸렸다는 걸 발견해서 치료한다면, 우리가 가지고 있는 항생제를 고갈시키는 데 한몫할 것입니다.」 내가 말했다.

「하지만 솔직히! 항생제 내성이 나쁘다는 것은 저도 알고 모두가 알고 있지만, 결과적으로 제가 왜 고통을 겪어야 하죠? 제 말은, 제가 아플지도 몰라요! 골반염과 불임을 겪을 수도 있다고요.」

「음…….」

「그럴 가능성이 없나요?」

「글쎄요, 엄밀히 말하면 가능성이 있죠. 하지만 그럴 것 같지는 않아서…….」

「제가 골반 염증 질환에 걸리면 좋으시겠어요?」

나는 그녀에게 미코플라스마 검사를 해주고 싶은 유혹을 상당히 느꼈다. 그것이 가장 쉽고 빠른 방법일 것이다. 그리고 여러 환자가 나를 기다리고 있었지만 나는 좀 더 시간을 썼다. 의사로서 나는 노르웨이 국내 및 국제 보건 지침을 준수해야 한다. 그리고 현재의 권고 사항은 미코플라스마 검사를 제한적으로 시행하라는 것이다. 이를 받아들이기 어려울 수 있는 이유는 클라미디아와 임질 지침은 그렇지 않기 때문이다. 두 질병 모두 증상 없이 감염되었을 수 있어서 위험군에 속한 사람들은 정기적으로 정확하게 검사하도록 권장된다. 하지만 세 가지 모두 세균성 성병이며 유사한 문제를 일으킬 수 있지만, 같은 질병은 아니다. 모든 병을 다 치료할 필요는 없다.

「인후 감염 때문에 항생제를 복용한 적이 있었나요?」내가 물었다.

「그게 무슨 상관이죠?」마뤼암이 물었다.

「음, 그런 적 있어요?」내가 반복했다.「꽤 흔하거든요.」

「있어요.」마뤼암이 말했다.「아마 패혈성 인두염이었을 거예요. 연쇄상 구균에 의한 감염이요.」

마뤼암은 어깨를 으쓱했고 나는 그녀에게 패혈성 인두염이 어땠는지 기억하느냐고 물었다.

「무슨 뜻이죠?」마뤼암이 물었다.

「아팠어요? 목이 아팠어요?」

「당연히 아팠죠, 인후 감염이 원래 아프지 않나요?」

「맞아요. 아무 증상도 없는데 병원에 가서 패혈성 인두염을 확인하려고 검사를 요청하지 않았죠?」

내가 왜 예를 드는지 깨달은 마뤼암은 가늘게 뜬 눈으로 나를 바라봤다.

「하지만 그건 전혀 다르죠. 미코플라스마는 심각한 손상을 입힐 수 있잖아요.」

「연쇄상 구균도 마찬가지예요. 많은 사람이 항상 몸에 지닌 다른 많은 세균이 마찬가지입니다. 그 세균들은 어떤 문제도 일으키지 않죠. 세균이 있다는 이유만으로 모든 세균을 제거한다면, 우리는 사용할 수 있는 항생제를 순식간에 다 써버릴 것이고, 결국에 우리 건강에 이롭지 않을 거예요. 오히려 말이죠.」

미코플라스마의 좋은 점은 감염된 사람 대부분이 증상이나 해로운 합병증 없이 보균자가 된다는 것이다. 미코플라스마가 정상적인 생식기 세균총의 일부가 된다고 말할 수 있다. 많은 사람이 목구멍에 연쇄상 구균이 있어도 신경 쓰지 않는 것과 같은 방식이다. 아무런 문제가 없을 때 사람들이 검사받아 미코플라스마 세균을 발견하면 의사는 불필요하더라도 치료해야 할 의무가 있다고 느낄 수 있다. 그래서 우리가 검사하지 않는 것이다. 때로는 모르는 게 약이다. 미코플라스마도 마찬가지다.

「하지만 문제가 생기면 어떡하죠?」 마뤼암이 물었다.

「그때 우리가 검사하고 치료해 드릴게요.」 내가 대답했다.

성병 증상이 있는 사람은 누구나 미코플라스마 검사를 받을 수 있다. 결과가 양성이면 감염을 치료받는다. 환자는 종종 클라미디아와 임질에 대한 검사를 먼저 받는다. 양성으로 나오면 이러한 질병을 치료할 수 있다. 클라미디아와 미코플라스마와 같은 두 개의 성병이 동시에 발생하는 일은 전적으로 가능하다. 클라미디아가 문제를 일으키는 경우라면, 우리는 아무런 관련이 없는 질병인 미코플라스마를 치료하기 위해 굳이 항생제를 사용하고 싶지 않다. 우리의 노력이 헛되지 않도록 미코플라스마 치료를 받는 사람의 현재 성 파트너도 검사받는다.

「당신을 돕고 싶지 않다는 건 아니에요. 하지만 저와 당신에게 가장 현명한 일은 제가 지침을 지키는 것으로 생각해요. 불필요한 치료는 피하는 것이 좋아요. 그리고 우리가 검사와 치료를 아낀다면 미래에 정말로 필요한 사람들을 치료하는 일이 더 쉬워질 겁니다.」

「그렇겠죠. 하지만 솔직히! 검사받은 제 친구에게 들은 이야기와 다르고, 온라인에서도 그런 내용을 보지 못했어요. 그냥 결정을 내리실 수는 없나요?」

그리고 그녀는 문밖으로 사라졌다.

기대와 실망

환자가 진료실에 들어가기 전에 알고 있는 정보는 자연스럽게 진료에 대한 기대에 영향을 미친다. 다행히도, 의사끼리만 지식을 공유하고 환자들은 읽을 기회가 없었던 시대는 지났다. 요즘은 누구나 구글링을 할 수 있다. 그러니 읽어라. 지금처럼 환자들이 많이 읽거나 정보를 많이 얻은 적이 없다.

아는 것이 힘이다. 환자가 치료 대안과 권리를 알 때 의료 서비스를 요구할 가능성이 더 크다. 환자가 의사보다 특정 질환이나 질병에 관해 더 많이 알고 있는 상황이 흔해졌다. 그리고 이는 의사와 환자 사이의 힘의 균형을 맞춘다. 아주 좋은 일이다.

　나는 환자들이 정보를 알고 오는 것을 좋아한다. 그러면 우리가 나누는 대화의 질이 향상된다. 그러나 끊임없이 쏟아지는 정보의 홍수는 은총이자 저주이기도 하다. 때로는 시대에 뒤떨어진 지식, 신화와 오해(예: 미코플라스마가 있을 때 항상 검사하고 치료해야 한다는 생각)가 불필요한 불안과 심각한 실망을 초래할 수 있다. 그리고 그건 내가 살면서 꼭 필요한 것이 아니다.

제10장
가려움증

옴에 관한 약간의 지식

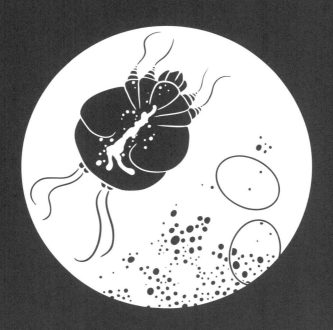

긁을 손톱이 없는 사람들에게 옴이 찾아온다.

ㅡ 스와힐리 격언

가려움은 최악의 상황 중 하나다. 나와 내 환자 사라는 그 점에 완벽하게 동의한다. 가려움은 중요한 상황에서 집중력을 앗아 간다. 손톱으로 피부를 뜯어내고 싶은 충동을 온 힘으로 억제하려고 할 때 아프고 짜증 난 표정을 짓게 되어, 거의 모든 사람을 놀라게 할 수 있다. 불쌍한 사라는 심각한 상태다. 영어권에서 오랫동안 대문자 I를 사용하여 가려움증The Itch이라고 불렸던 질환을 앓고 있다.[1] 그녀는 글썽이는 눈으로 나를 바라보며 말했다.

「옴인 것 같아요.」

그리고 그녀는 정말로 옳다. 옴이다. 나는 그녀의 손을 잡고 손가락 사이의 살을 검사한 후 확실히 진단을 내릴 수 있었다. 거기서 나는 옴 굴로 알려진 작은 줄무늬를 발견했다. 옴진드기가 미세한 두더지처럼 피부 아래에 터널을 파내 만들어진다. 옴 굴은 그녀의 갈색 피부와 달리 흐린 회색이다.

옴은 최근 몇 년 동안 노르웨이에서 극성을 부리고 있는 흔한 피부병이다. 몇 달 동안의 격리와 코로나19 제한 조치도 이를 막지 못했다.

「잠을. 못. 자겠어요!」사라가 계속 말을 했다.

놀랄 일이 아니다. 심한 가려움증은 따뜻한 온도에서 가장 심해지기 때문에, 홑이불을 덮고 자는 밤과 화창한 여름날에 견디기 힘들다.

스파이더우먼

옴은 실제로 거미과의 하나인 진드기에게 감염되어 걸린다. 즉, 옴 환자는 일명 스파이더맨으로 알려진 피터 파커와 약간 비슷하다. 초능력을 빼면 말이다. 옴진드기는 기생충이다. 그것은 우리를 숙주로 삼고 아무것도 보상하지 않는다.

옴은 피부 접촉을 통해 사람에서 사람으로 전염된다. 성관계를 통해 전염될 수 있지만, 반드시 그것이 감염 경로는 아니다. 가족이나 가까운 사람에게서 쉽게 옮을 수 있다. 유치원은 대표적인 전염 장소다. 그래서 옴을 성병이 아니라 〈친밀함〉이 일으킨 감염이라고 부르는 게 더 정확할 수 있다.

「저 포함 다섯 사람이 같은 집에 살아요.」사라가 말했다.

「공간이 넉넉한가요?」내가 물었다.

사라가 웃었다. 「우리 침실은 작아요. 우리가 함께 사용하는 공용 거실이 있는데 소파가 하나뿐이니까요.」

「오, 안 되는데.」

「맞아요. 그래서 지금 우리 다섯 명이 모두 가려워요.」

「골칫거리군요.」

한때 옴을 빈곤과 열악한 위생과 관련을 시켰지만, 사실은 타당하지 않다. 옴은 씻어 낼 수 없으므로 개인위생이 아무리 좋아도 감염될 수 있다. 옴은 특별히 계급을 의식하지 않지만, 종종 그렇듯이 부자라면 더 유리하다. 비좁은 아파트보다 넓은 빌라에 산다면 온 가족에게 옴을 퍼뜨리기가 더 쉽지 않을 것이다.

「언제부터 가려웠죠?」내가 물었다.

「정확히는 모르겠어요.」사라가 말했다. 「점차 그렇게 되었어요. 그리고 옴이 어디에서 왔는지 확실하지 않아요. 아파트 메이트 중 한 명의 여자 친구가 옴에 걸렸어요. 그러나 우리 중 누구도 그 시점에 가려움증을 느끼지 않았어요. 우리가 옴에 걸린 건 나중이에요.」

「그렇군요. 옴은 걸린 직후에 가려움증이 시작되지 않아요.」내가 말했다.

「하지만 그리 오래 걸리지는 않았을 거예요. 그녀가 방문한 지한 달이 넘었을 때 우리 중 몇몇이 가려움증을 느끼기 시작했어요. 우리가 모두 거의 동시에 옴을 얻었답니다.」

「옴 자체는 가려움증을 유발하지 않아요. 가려움은 알레르기 반응에 달려 있어요. 감염 후 신체가 반응하고 증상을 일으키기 시작하는 데 오랜 시간, 이를테면 몇 주가 걸릴 수 있어요.」

나는 신체가 옴진드기 자체뿐만 아니라 옴이 피부에 남긴 알과 배설물에도 알레르기 반응을 보인다며 자세히 설명했다.

「아, 정보가 너무 많네요.」사라가 떨리는 목소리로 말했다.

나는 어깨를 으쓱했다. 「옴진드기는 살아 있는 생물입니다.」내가 말했다. 「옴은 먹고, 싸요.」

이전에 옴에 옮은 적이 있는 사람들은 자기 몸이 알레르기 반응을 더 빨리 보인다는 걸 알게 될 것이다. 그들의 경우 전염 후 몇 시간 또는 며칠 후에 가려움이 시작될 수 있다. 가려움증 외에도 알레르기는 붉은 반점과 물집 발진을 유발한다.

「발진이 있었어요?」내가 물었다.

사라는 진찰용 소파에 앉아 상의를 벗었다.

손가락 사이 외에 옴 관련 발진이 발생하는 가장 흔한 부위는 손목 아래쪽, 젖꼭지 주변, 남성의 음경과 음낭, 허리 주위다. 어린아이들은 두피에 옴이 생길 수 있지만, 성인은 보통 그렇지 않다. 알레르기 반응으로 인해 가려움증과 발진이 실제로 진드기의 공격을 받는 부분을 넘어 더 넓은 피부 부위로 퍼질 수 있다.

사라의 배와 팔뚝에 붉은 반점이 있었다. 그녀는 또한 우리가 찰과상이라고 부르는, 즉 손톱으로 긁어서 발생하는 병변으로 덮여 있었다.

「멈출 수가 없어요. 너무 가려워요.」

「그걸 겁니다. 하지만 옴은 치료되어요.」

사라가 고개를 끄덕였다. 「그렇군요.」

「이걸로 손가락 사이를 살짝 긁어도 될까요?」 내가 메스를 들어 올리며 물었다. 「어떤 상처도 안 날 것이고 아프지 않을 거예요.」

「네, 괜찮아요.」 사라가 말했다.

내가 긁으니 피부에서 작은 입자가 떨어져 나왔다. 그녀의 손 아래에 내가 들고 있는 샘플 슬라이드에 입자가 눈처럼 흩뿌려졌다.

「왜 그렇게 하는 거죠?」

「옴진드기를 발견할 수 있는지 보고 싶어서요. 진드기는 아주 작지만, 운이 좋을지도 모르니까요. 접착테이프를 사용하여 잡을 수 있는지 확인하고 싶어요.」

「접착테이프로요?」

나는 샘플 슬라이드를 내려놓고 일반 투명 접착테이프 롤을 꺼냈다. 나는 사라의 손가락 사이 반짝이는 줄들에 테이프를 꽉 붙인 다음 확 떼고 나서 내려놓았다.

「옴진드기를 잡으려고 그러신 거예요? 뭔가 나왔나요?」

「솔직히 말해서, 못 잡은 거 같아요.」

「하지만 진드기가 거기 있는 건 맞죠?」

「그래요. 손가락 사이 줄들과 당신과 아파트 메이트들이 가려운 상태를 고려하면 그럴 가능성이 매우 커요.」

「하지만 지금 제 손가락에 옮아 있다면, 제가 악수한 사람들을 감염시켰을까요? 최근에 만난 사람들 모두에게 전화해야 하나요?」

「아니에요. 한동안 매우 밀접하게 접촉한 사람들에게만 말하면 됩니다. 모든 아파트 메이트가 조처해야 해요. 하지만 악수나 포옹만으로는 충분하지 않아요.」

「그나마 다행이네요.」사라가 말했다.

옴이 장기간의 피부 접촉을 통해서만 전염되는 이유는 옴진드기가 매우 작아 멀리 이동할 수 없기 때문이다. 누군가를 포옹하거나 악수하는 몇 초안에 새로운 사람에게 기어 들어갈 수 없다. 따뜻한 온도에서 옴진드기가 피부 표면에 자유롭게 돌아다닐 때, 최고 상태에서 성충 진드기는 분당 2.5센티미터를 이동할 수 있다. 이는 보통 버스를 타는 속도보다 빠르지 않다.[2] 의학 교과서와 참고 문헌에 따르면 일반적으로 옴진드기를 전염시키는 데 10분 또는 15분 정도의 지속적인 피부 접촉이 필요하다고 말하지만, 이 수치를 어디서 얻었는지 정확히 알지 못한다.[3] 옷, 수건 또는 시트와의 접촉을 통해 감염되는 일도 불가능하지는 않지만 드물다. 이는 277명의 실험 자원자가 최근에 심한 옴 환자가 쓰던 침대에 누운 연구에서 입증되었다. 자원자 중 4명만이 가려움증에 걸렸다.[4]

그래도 옴진드기 또는 알이 묻어 있을 수 있는 옷과 직물은 냉동하거나 치우는 것이 좋다. 인간 숙주가 없으면 진드기는 보통 하루나 이틀 후에 죽지만 추우면 더 오래 살 수 있다. 그래서 옴진드기는 여름보다 겨울에 더 흔하다. 옴 또는 적어도 개별 옴진드기는 우리가 이전에 생각했던 것보다 더 오래 살 수도 있다. 스타방에르 대학 병원 피부과 의사들은 옴이 재발하는 환자의 휴대전화 커버를 검사했는데, 그 안에 살아서 움직이는 진드기를 발견했다.

수줍은 작은 진드기

나는 현미경으로 끈적끈적한 테이프 조각과 피부를 긁어 놓은 샘플 슬라이드를 검사했지만, 행운을 만나지 못했다.

내가 만약 옴진드기를 발견했다면 타원형의 거북이형 몸체와 네 쌍의 다리를 가진 투명한 회색 생물을 보았을 것이다. 일부 다리의 끝에는 빨판이 달려 있다. 진드기는 눈이 없어 볼 수 없다. 겉보기에는 완보동물*처럼 보인다. 다른 말로 하면 꽤 못생겼지만, 개성 있게 못생겨서 왠지 귀엽기도 하다.

어쨌든 나는 아무것도 찾지 못했다. 옴에 걸린 사람들의 몸에는 진드기가 거의 없으므로(12개 정도), 테이프를 사용하거나 긁어내는 방법으로는 찾아내기가 어렵다. 내가 지금까지 성공한 적이 없는 또 다른 방법은 옴 굴 바닥에 바늘을 살짝 찔러서 죽었든 살았든 진드기를 잡는 것이다. 진드기는 길이가 0.5밀리미터도 되지 않으며 바늘 끝에 붙은 미세한 먼지 티끌처럼 보인다. 나

* 후생동물의 한 문. 몸의 길이는 0.5~1밀리미터이고 원통 모양이며, 배 쪽에는 갈고리가 있는 네 쌍의 다리가 있다.

는 피부 확대경도 사용할 수 있다. 돋보기와 내장 램프가 있는 이 기구를 피부에 직접 대고 더 자세히 들여다볼 수 있다. 하지만 나는 이것을 다음 옴 환자를 위해 남겨 두어야 했다. 이미 진단받은 환자에게 이 기구를 사용하는 시간에는 제한이 있다. 사라는 전형적인 증상, 옴 굴, 발진이 있었다. 치료를 권할 만했다.

옴의 생애

사면발니의 경우 면도와 뽑는 것만으로도 많은 부분을 해결할 수 있지만, 옴을 제거하려면 겉만 봐서는 안 된다. 옴은 정말로 편안히 들어앉아 있기 때문이다. 그것은 피부를 파고 깊숙이 숨어 있다.

옴 사회에서(감각 있는 모든 종에서와 마찬가지로) 암컷은 가장 중요한 임무를 수행한다. 암컷 진드기는 수컷보다 두 배나 클 뿐만 아니라 탐험가이기도 하다. 진드기 세계의 마르코 폴로처럼 암컷은 새롭고 알지 못하는 숙주로 이주한다. 목표는 좋은 집을 찾는 것이다.

암컷이 가망 있는 피부 부위를 고른 다음에는 파기 시작한다. 그리고 피부 상층을 녹이는 물질을 분비하여 구멍을 만든다. 구멍에 들어가면 피부 세포 사이로 가라앉는다. 거기서 암컷은 피부에 회색, 빨간색 또는 갈색 줄무늬로 나타날 수 있는 좁은 통로나 터널을 파낸다(사라의 손가락 사이에서 내가 찾은 옴 굴). 좋은 조명에서는 돋보기 없이도 보인다.

탐험 여행을 떠난 암컷 진드기는 임신 중이며, 임신한 다른 진드기들처럼 건강한 알을 최대한 많이 낳을 수 있도록 많은 양의 음식이 필요하다. 사면발니와 달리 진드기는 피를 마시지 않는다. 피부 세포 사이의 체액인 세포 외 액을 빨아 먹고 사는 것 같다. 굴 안은 따뜻하고 편안하며, 하루에 두세 개씩 알을 낳는 곳이다. 옴의 알은 굉장하다. 알들은 작고 둥근 몸에 비해 엄청나게 크며, 옴진드기의 절반 크기까지 달할 수 있다. 이는 인간의 출산 과정의 어려움을 객관적으로 보게 만든다. 암컷은 알을 낳을 뿐만 아니라 똥을 싼다. 그것은 더는 견딜 수 없을 때까지 계속 파고, 알을 낳고, 똥을 싸고 무덤과 마지막 운명을 맞이한다. 그것은 4~6주간 풍요로운 삶을 살다가 자신이 파낸 굴의 어두운 끝에서 혼자 죽는다. 그때까지 암컷은 약 40개의 알을 낳고 최대 1.5센티미터 길이의 굴을 팠을 것이다. 암컷이 자랑스러워할 필생의 업적이다.

며칠 후 알은 다리가 여섯 개인 작은 유충으로 부화한 후에 피부 표면으로 이동하여 새로운 위치에서 피부로 파고든다. 그곳에서 다양한 발달 단계를 거쳐 성숙한 옴진드기가 된다.

수컷 진드기는 땅을 파지 않지만, 종종 암컷 진드기의 구멍을 방문한다. 그들은 한 번만 짝짓기를 하며, 그 후에 암컷 진드기는 임신하여 죽을 때까지 수정란을 계속 낳을 수 있다. 암컷이 파낼 새로운 장소를 찾기 위해 굴을 떠날 때 이 주기가 다시 시작된다. 어쩌면 새로운 사람에게…….

치료법

사라에게는 다행히도, 기원전 50년경에 활동했던 고대 로마 과학자 플리니우스가 권장한 옴 치료법을 의사들은 더 이상 처방하지 않는다. 그는 당나귀 오줌과 흙을 섞어 피부에 바르면 옴에 좋고 진정 효과가 있을 것이라고 믿었다.[5] 차가운 토양은 진정 효과가 있을 수 있고 소변은 확실히 세척 효과가 있지만(플리니우스 시대에는 특히 오줌을 모아서 옷을 세탁하는 데 사용했다), 나는 현재의 방법을 선호한다. 옴 치료는 어렵다. 나는 사라에게 약국에서 옴을 죽이는 크림을 사라고 조언했다.

「크림도 같이 사용해야 할 거예요. 몸 전체에 바르세요.」

「알았어요.」

「반드시 몸 전체에 발라야 해요. 손톱, 배꼽, 헤어라인까지 얼굴 전체, 생식기, 항문 쪽까지요. 크림을 바르는 방법에 대한 지침을 보내 드리겠습니다.」

「알겠어요.」

「크림이 24시간 동안 피부에 남아 있어야 해요. 시간이 되기 전에 하나라도 씻겨 나가면 (예를 들어 손에 묻은) 해당 부위에 다시 발라야 해요.」

「정말이요?」

「아직 끝나지 않았어요. 옷과 침구는 60도에서 세탁하거나 얼리거나 일주일 동안 놔둬야 다시 사용할 수 있어요.」

「우리가 그렇게 할 수 있을지 모르겠어요. 세탁기 한 대와 건조기 한 대를 다섯 명이 같이 써요. 냉동실은 아이스크림 두 상자를 넣을 공간이 빠듯하고요. 물건을 놔둘 곳이 없어요.」

「창고가 없나요?」

「없어요.」

「다른 데로 가실 수 있나요? 가족들과 함께 지내면서 샤워를 하고, 크림을 바르고, 입었던 옷을 빨면서, 진드기가 모두 죽도록 아파트를 일주일 동안 비워 둘 수 있어요?」

「엄마와 아빠가 형제자매를 감염시킬까 봐 걱정하실 거예요.」

「별장은요?」

사라가 웃었다.「없어요. 그리고 옴을 없애려고 다른 사람의 오두막을 빌릴 수는 없어요.」그녀가 말했다.

「아직 할 얘기가 더 있어요.」내가 말했다.

「하나님 맙소사」

「약은 살아 있는 진드기를 죽이되 알은 죽이지 않기 때문에 일주일 후에 치료를 반복해야 해요.」

「으악.」

「그리고…….」내가 계속 말했다.「비싸요.」

「얼마나 비싸죠?」사라가 물었다.

「몸 전체에 바르는 데 크림 몇 개가 필요한지에 달려 있어요. 치료할 때마다 한 사람당 대략 1,000크로네입니다.」*

사라는 한숨을 쉬었다. 나도 한숨을 쉬었다. 부자가 되는 일은

* 약 12만 8,600원이다.

정말로 가치가 있다.

「당신과 아파트 메이트들에게 쉽지 않다는 건 알아요. 하지만 해결책을 찾으려고 노력해야 할 겁니다.」

나는 계속해서 사라에게 진드기가 죽었어도 알레르기가 남아 옴 치료가 완료된 후에도 가려움증이 오래 지속될 것이라고 말했다. 가려움증은 몇 주 또는 몇 달 동안 지속될 수 있다. 이는 일반적으로 걱정할 필요가 없다. 가려움증을 겪는 환자들은 종종 뭔가 잘못되었고 치료 효과가 없다고 걱정한다. 그러나 반드시 그런 것은 아니다.

「가려움증을 완화하는 약물을 처방해 드릴게요. 두 번째 치료 후에 한 달 이내에 멈추지 않으면 다시 오셔야 할 겁니다.」

「약이 듣지 않을 가능성이 있나요?」

「크림을 두 번 바른 후에도 효과가 없다면, 잘 듣는 알약이 있어요.」

「하지만 우선 크림을 발라야겠죠?」

「그래요. 행운을 빌어요.」

「고마워요.」 사라가 문 쪽으로 가며 말했다. 「우리에게 크림이 필요할 것 같아요.」

옴이 지금 훨씬 더 흔한 이유는?

더 비좁고 불결하게 살았던 과거의 질병처럼 들리는 옴이 다시 뉴스를 장식하고 있다. 오슬로에, 스타방에르에, 베르겐에, 트론

헤임에 가려움증이 퍼졌다. 모든 약국에서 옴 약이 매진되었다. 노르웨이 처방 데이터베이스에 따르면 옴 치료제 처방 건수가 역대 최고치를 기록했고 환자들은 절망하고 있다. 가려움증은 언제 나아질까?

왜 지금 옴이 급격히 증가하고 있는지 말하기는 어렵다. 젊은 이들의 성적 습관의 변화 또는 옴진드기 자체의 변화로 인한 것일까?

크림형 옴 약물의 활성 물질인 퍼메트린*에 대한 옴의 내성이 증가하는 것으로 보인다. 1994년 과학자들이 불운한 연구용 옴 진드기를 퍼메트린 크림과 접촉하는 실험실 기반 연구를 수행한 결과, 진드기가 모두 한 시간 이내에 죽었다. 2000년에 새로운 연구가 진행되었으며, 이 경우 진드기의 35퍼센트가 세 시간 후에도 여전히 살아 있었다. 더 최근의 연구에서, 진드기의 25퍼센트가 퍼메트린과 12시간 이상 접촉한 후 생존했다. 노르웨이 공중 보건 연구소FHI가 이전에 조언한 대로 크림을 12시간이 아닌 24시간 동안 그대로 두라고 권고하는 이유도 그 때문이다.[6]

이버멕틴**이 활성 물질인 옴 치료 알약은 옴진드기가 두 차례의 크림 도포 후에도 죽지 않을 때 사용된다. 이 정제를 바로 사용하고 싶은 유혹이 있을 수 있지만 여러 연구에서 이버멕틴 내성 옴진드기가 발견된 까닭에 FHI는 정제를 1차 치료제로 사용하

* 살충제의 하나. 과수나 채소 따위의 병충해를 방제하거나 파리나 모기를 박멸하기 위해 사용한다.
** 기생충 감염의 치료에 주로 쓰이는 항기생충제. 옴의 치료에도 사용된다.

지 말라고 권고한다.[7]

옴진드기 발생률의 주기적 변동(레밍과 다른 작은 설치류의 개체 수 변동과 비슷하다)도 영향을 〈줄지 모른다〉.

제2차 세계 대전 중 서구 전역에서 옴 발병률이 높았지만 특별한 일은 1950년대에 일어났다. 갑자기 옴이 사라지는 듯했다. 연간 수백 건의 옴 발병에 대처하기 위해 고군분투하던 의원들이 몇 년 동안 소수의 환자만 진료하게 되었다. 어빈 엡스타인이라는 미국 의사는 전 세계의 동료들에게 편지를 보내 자기 환자들처럼 다른 곳에서도 옴 발병률이 낮아졌는지 확인했다. 다른 곳에서도 마찬가지였다.

1955년에 발표된 논문 「옴의 추이」에서 그는 발병률이 하락했다고 썼고 이를 설명하기 위해 다양한 이론을 제시했다. 엡스타인에 따르면 가장 합리적인 설명은 세탁기와 현대식 세제 덕분에 옷을 세탁하고 집을 청소하는 습관이 바뀌었다는 것이다. 그는 옴이 의사의 삶에서 영원히 떠나가는 중이라고 굳게 믿으며 다음과 같은 말로 논문을 마무리했다. 〈발진을 옴으로 진단한다면 아마 오진일 것이다!〉[8]

안타깝게도 엡스타인이 틀렸다고 밝혀졌다. 1970년대 초반에 미국은 옴 전염병에 휩싸였으며 몇 년 동안 옴을 진료한 적이 없는 의사들은 옴을 다루거나 그 문제를 인식할 준비가 되어 있지 않았다. 우리는 그 이후로 여러 번 옴 유행을 보았지만, 그 이유를 말하기는 어렵다.

노르웨이 옴

옴은 짜증 나고 치료도 짜증 난다. 그러나 사라는 훨씬 더 불운할 수도 있었다. 일부 환자는 옴에 심각하게 공격을 받아 〈딱딱한 옴(딱지 옴)〉으로 알려진 변종이 발병한다. 이것은 드물고, 노인이나 암 치료를 받는 사람, AIDS처럼 면역 체계에 영향을 미치는 질병을 앓는 환자와 같은 면역 저하 환자에서 흔히 볼 수 있다.

딱딱한 옴 환자는 일반 옴 환자보다 몸에 옴진드기가 훨씬 더 많다. 그들의 피부는 딱지와 같은 발진으로 덮일 수 있으며 큰 조각으로 떨어질 수 있다. 딱지는 작고 소름이 끼치는 벌레로 득실거리며, 그래서 딱딱한 옴이 일반 옴보다 훨씬 더 전염성이 있다. 이 옴은 피부 접촉 또는 감염된 직물과의 접촉만으로도 전염될 수 있다. 결과적으로 옴은 병원 병동이나 의료 기관 전체에 들불처럼 번질 수 있다.

다른 나라에서는 이 변종을 노르웨이 옴이라고도 부른다(이상하게도 정작 노르웨이에서는 널리 사용되지 않는다). 고인이 된 우리의 동료 중에 옴 분야에서 유명한 사람이 있기 때문이다. 이 질환에 자주 사용되는 세 번째 이름이 보에크다. 딱딱한 옴을 보에크의 옴이라고 한다. 앞서 매독을 설명한 장에서 소개한, 매독에 열정을 불살랐던 칼 빌헬름 보에크는 옴의 역사에도 흔적을 남겼다. 딱딱한 옴을 설명한 최초의 사람이 보에크 교수인지라 그의 이름을 따서 이 질병의 이름을 지었다. 그는 1842년에 나병 환자들에서 딱딱한 옴을 발견했다.

옴의 역사

옴은 아마도 오래된 질병일 것이다. 일반적으로 옴은 2,500여 년 간 우리를 괴롭혀 왔다고 가정한다(플리니우스와 당나귀 오줌을 기억하라). 하지만 항상 그렇듯이 문헌 자료만으로는 역대 발병 률에 대해 명확한 진술을 하기 어렵다.

일부 역사가들은 성경과 플리니우스와 같은 작가들 글에 딱딱 한 옴에 대한 고풍스러운 묘사가 등장한다고 가정한다. 하지만 피부병은 종종 서로 비슷해 보일 수 있으며 현미경 시대 이전에 는 가려움증과 발진의 원인을 확실히 알 수 없었다. 이 질병에 대 한 고대의 설명은 매독이나 노르웨이 라데쉬케,* 나병과 같이 피 부를 공격하는 다른 질병을 설명한 것일 수도 있다. 아니면 다행 히 더 이상 존재하지 않는 전혀 다른 질병일 수도 있다. 예를 들 어, 아리스토 텔레스가 『동물의 역사*Historia Animalium*』에 쓴, 바늘 로 찔렀을 때 피부의 작은 반점에서 기어 나오는 작고 이처럼 생 긴 생물은 옴을 묘사했을 수 있다. 그러나 옴진드기의 크기를(크 기가 반 밀리미터 미만이고 거의 투명함) 생각하면, 작고 투명한 옴진드기보다는 사람들이 실제로 볼 수 있는 더 큰 벌레를 묘사 했을 가능성이 훨씬 더 크다.[9]

불확실성은 제쳐두고, 우리는 실제로 옴의 역사를 꽤 많이 알 고 있다. 옴진드기는 종종 찬사받지는 못하지만, 의학의 역사에 서 영예로운 자리를 차지한다. 옴진드기가 질병의 원인으로 밝

---

* Radesyke. 노르웨이에서 처음 발견된 질병으로 나병, 루푸스, 매독에 기인하였다.

혀진 최초의 유기체였기 때문이다. 이 발견은 1678년 이탈리아 의사 조반니 코시모 보노모의 업적이다. 그는 자기 손이 닿을 수 있는 인체의 모든 부분과 액체를 들여다보는 명민한 현미경 전문가였다. 그는 수컷 진드기와 암컷 진드기의 차이점에 주목하고 옴의 성별과 더불어 암컷 옴진드기가 커다란 알을 낳기 위해 고군분투하는 모습을 관찰했다. 멘토인 프란체스코 레디에게 보낸 편지에서 그는 자신이 연구하고 있는 작은 벌레들이 가려움증의 원인이며, 진드기가 한 사람에게서 다른 사람으로 기어 들어올 때 병이 전염된다고 설명했다. 안타깝게도 사람들은 그의 말을 진지하게 여기지 않았고, 그의 이론은 200년 이상 잊혔다가 마침내 인정받았다.[10]

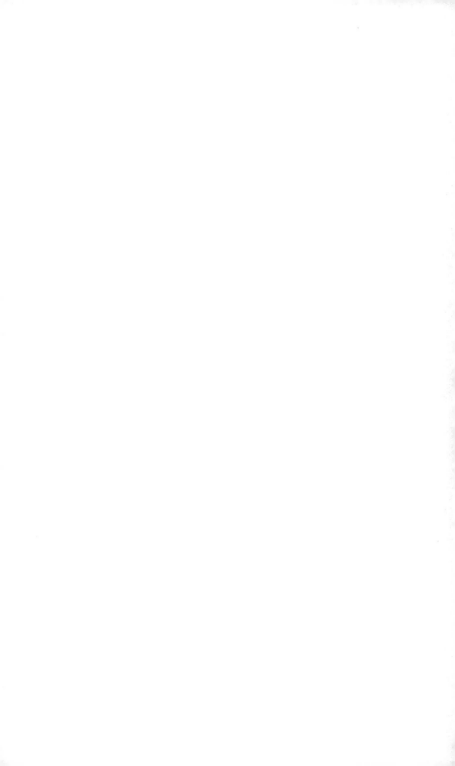

제11장
허리띠 아래의 공포와 혐오

HIV와 AIDS에 관한 약간의 지식

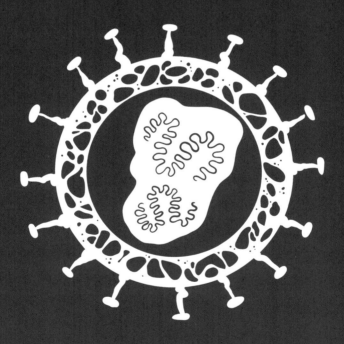

격리실의 병원 침대에 있는 남자는 여전히 숨을
쉬고 있다. 한 번씩 숨을 쉰다. 이 특별한 날에 안면
마스크를 쓴 또 다른 남자가 그의 머리맡에 앉아 있다.
그 밖에는 아무도 여기에 오지 않는다.

— 요나스 가르델, 『장갑 없이 눈물을 닦지 마세요 *Torka aldrig tårar utan*

handskar』[*]

[*] 스웨덴 작가이자 코미디언인 요나스 가르델의 3부작 소설로 1980~1990년대
에이즈로 잃게 된 친구들과 스톡홀름 게이 커뮤니티에 관한 이야기다.

「말해 주세요.」검사 결과를 들으러 온 라스가 말했다.

그러나 갑자기, 나는 〈말할〉 수 없었다. 나는 마음을 다잡았지만, 머릿속이 온통 뒤죽박죽이었고, 내가 원하는 만큼 단도직입적이고 전문적이지 못했다. 그에게 소식을 전하고 싶지 않았기 때문이다. 그의 반응을 보고 싶지 않았다. 나는 나쁜 소식을 전하는 사람이 되고 싶지 않았다.

「어쨌든, 클라미디아에는 걸리지 않았어요.」그가 듣게 될 말 대신에 나는 이렇게 말했다. 「임질도 없고요. 그건 좋은 일이죠.」

라스는 내 시선을 마주치더니 한참을 머물렀다. 그의 눈은 갈색이고 아직 너무 젊어서 눈 주위 피부가 더할 나위 없이 매끄러웠다.

「저 양성이죠, 그렇죠?」그가 말했다.

「그래요. 정말 유감입니다.」내가 말했다.

「그럴 줄 알았어요.」그는 말했다.「그럴 것 같았거든요.」

라스가 인간 면역 결핍 바이러스인 HIV를 검사한 지 1주 반이 지났다. 위험에 노출된 지 12주 후에 완전히 신뢰할 수 있는 결과가 나오지만, 종종 더 빨리 양성 결과를 얻을 수 있는 HIV 검사는 일반 혈액 검사처럼 피를 뽑는다. 라스의 팔에서 채취한 혈액은 분석을 위해 실험실로 보내졌다. 실험실에서 이 바이러스의 유전 물질이 발견되었다.

HIV의 치료법은 없다. 바이러스를 치료하지 않고 방치하면 신체의 면역 체계가 점차 무너져 환자가 AIDS(후천 면역 결핍증)에 걸린다. 따라서 AIDS는 대개 동시에 발생하는 여러 질병이 합쳐진 증후군이며 생명을 위협하는 치명적인 병이다. 하지만 라스는 죽지 않을 것이다. 공중 보건 서비스가 훌륭한 나라에 살고 있는 라스는 아프지도 않을 것이다. 그의 몸에 사는 바이러스가 억제되는 한 그는 정상적인 삶을 살 수 있다.

하지만 내가 망설이며 라스에게 감염되었다고 말하기 어려운 이유가 있다. 세계 어디에 살든 HIV는 심각한 문제이기 때문이다.

제약 산업이 혁신적인 발견을 하지 않는 한 라스는 항상 환자일 것이다. 그는 남은 생애 동안 약을 먹고 정기 검진을 받아야 한다. 그리고 무엇보다도 그는 HIV에 대한 온갖 오해, 타인의 낙인과 두려움에 대처해야 할 것이며, 이는 그 자체로 감당해야 할 무거운 짐이다.

시작

1980년 미국 로스앤젤레스로 여행을 떠나 보자. 라스와 다르지 않은 한 젊은이가 너무 기운이 빠지고 몸 상태가 나빠 의사를 찾아왔다고 상상해 보라.

몸통을 드러낸 채 검사 소파에 앉아 있는 그의 피부 아래에 갈비뼈가 줄무늬처럼 선명하게 보였다. 청진기로 심장과 폐를 확인한 의사는 환자의 가슴에 차분하게 손을 얹었다.

「열이 있네요.」의사가 말했다.

「제가 모르는 걸 말해 주세요.」청년이 지친 듯 말했다.

상담실은 밝고 깨끗하다. 커다란 창문을 통해 넓고 곧게 뻗은 고속도로가 펼쳐져 있다. 커다랗고 반짝이는 뚜껑 달린 차가 일정한 간격으로 지나간다. 운전자들은 부풀린 머리에 어깨 패드가 큰 옷을 입었고 코에 사각 선글라스를 걸쳤다.

젊은이의 호흡은 빠르고 힘겨웠다. 때때로 격렬한 기침으로 검사가 중단되었다.

「이제는 못 버티겠어요.」그가 말했다.

청년은 두려워했다. 그는 전에 이렇게 아픈 적이 없었다. 밤에는 땀에 흠뻑 젖어 깨어나고, 호흡하기가 너무 어려워서 때때로 질식해 죽을 것 같았다. 그는 부모님이 항상 옳았을 거라는 두려움을 느꼈다. 어쩌면 지옥으로 가는 길은 그와 같은 사람들에게 짧을지 몰랐다. 어쩌면 이는 그가 한 일에 대한 응당한 처벌일지도 몰랐다.

의사는 폐렴에 항생제 알약을 처방했지만 아무 소용이 없었다. 젊은이가 다시 왔을 때, 그는 더 나빠져 있었다. 더 약하고, 더 마르고, 호흡이 불편할 정도로 빨랐다. 의사는 이전보다 훨씬 더 혼란에 빠져 환자를 병원에 입원시켰다.

처음에는 병원 의료진도 머리를 긁적였다. 전에 건강했던 젊은 환자가 지금은 알 수 없는 폐 감염으로 완전히 파괴된 것 같았다. 그들은 진단을 내리기 위해 검사를 하고 엑스레이를 찍고 현미경으로 환자가 기침하는 가래 덩어리를 검사한 후에 결국 답을 찾았다. 그들은 놀라운 미생물을 발견했다.

환자는 폐포자충이라는 효모가 일으키는 심각한 폐 감염이 있었다. 놀라운 것은, 이 감염이 일반적으로 면역 결핍 환자에게만 나타나며 의사들은 이 젊은이가 왜 그런 문제를 겪어야 하는지 이해할 수 없었다.

로스앤젤레스에 폐포자충 폐렴을 앓고 있는 또 다른 환자가 나타나자 머리를 긁적이는 의사가 더 많아졌다. 그리고 또 한 명이 나타났고 한 명이 더 나타났다. 1980년 말과 1981년 초 사이에 이 폐렴과 유사한 사례가 모두 5건 기록되었다. 환자들은 모두 건강해 보이는 남성들이었으며, 의사들은 그들에게 무슨 일이 일어났는지, 그들이 왜 하필 이 병에 걸렸는지 이해할 수 없었다. 유일한 공통분모는 성적 취향이었다. 그들은 모두 동성애자였다.

게이 암과 소문

〈지난주에 색다른 새로운 질병이 뉴욕의 게이 커뮤니티에 퍼졌다는 소문이 돌았다.〉 의사이자 저널리스트인 로런스 D. 매스는 1981년 5월 18일 자 게이 신문 『뉴욕 네이티브』에 썼다. 그러나 그는 독자들을 안심시킬 수 있었다. 그는 모든 사람이 안심해도 된다고 판단한 공중 보건 당국의 대표를 인터뷰했다. 도시를 휩쓸고 있는 〈게이 암〉은 없었다.[1] 소문은 거짓이었다.

돌이켜 보면 너무 슬퍼 보이는, 〈이 질병에 대한 소문은 거의 근거가 없다〉라는 제목의 이 기사는 HIV와 AIDS에 대한 최초의 언론 보도였다. 불과 한 달 후, 미국 질병 통제 센터CDC는 LA의 게이 남성들에게서 발견된 폐포자충 폐렴 5건에 관한 보고서를 발표했으며 그 후 상황이 급속히 악화했다.

그 후 1년 반 동안 미국의 보건 당국은 전에 건강했고 종종 젊은 게이 남성들에게 걸려서는 안 되는 감염과 희귀한 형태의 암이 나타나고 있음을 관찰했다. 혈관과 림프샘에서 발생하는 암의 한 형태인 카포지 육종*에 걸린 환자들의 피부에는 파란색과 갈색의 큰 반점이 나타났고 나중에 아물지 않은 상처가 되었다. 많은 사람이 죽었다. 미국 국경 너머로 서서히 퍼져 나간 이 신비한 전염병의 원인을 아무도 알지 못했다.

일부 집단의 사람들에게 이 소문은 정확히 과거의 일을 생각

---

* 피부에 생기는 악성 종양의 하나. 피부 표면이 짓물러서 출혈하기 쉽다. 후천 면역 결핍증 환자에게 잘 나타나고 중노년의 남성에게 많다.

나게 했다. 정확히 1495년 매독 전염병이 시작된 이후에 말이다. 이것이 하나님의 형벌이 아니라면 무엇일까?

처음에 과학자들은 이 신비한 질병에 이름조차 붙이지 못했다. 1년 이상 동안, 이 병은 GRID, 즉 게이 관련 면역 결핍증Gay-related immune deficiency 또는 더 비공식적으로는 〈게이 암〉으로 알려졌다.

이 병에 걸린 많은 사람이 게이였기에, 이 질병에 붙여진 이름인 AIDS를 게이 질병으로 인식하게 된 탓에 이 병에 진지한 관심을 기울이지 못하게 된 것은 거의 확실하다. 이로 인해 연구와 치료법을 찾는 일이 늦어졌다.

그러나 결국 이 증후군이 게이 남성에게만 영향을 미치는 게 아니라는 것이 분명해져 이 질환에 새로운 이름을 붙여야 했다. 짧은 기간 동안, 동성애 남성homosexuals처럼 혈우병 환자 haemophiliacs(혈액 질환을 앓고 있는 사람들), 헤로인heroin 정맥 주사 사용자, 아이티 이민자Haitians 들이 병에 걸렸기 때문에 앞 글자를 따서 4H 질병이라고 불렸다. 1982년에는 더 중립적인 AIDs라는 용어가 채택되었다.

GRID와 4H와 같은 이름으로 인해 이 증후군은 이미 비정상이라고 여겨진 사회의 소외 집단과 연결되었다. 공포의 대상이었던 게이 암은 〈그들〉에게 위험이었다. 일부 대중은 〈비정상〉 자체를 위험으로 보았고, 이는 소외 집단이 경험하는 낙인, 반감, 노골적인 증오를 더욱 부추겼다.

HIV 전염병의 희생양을 찾는 일은 16세기 초의 매독과 우리 시대의 코로나19와 같은 다른 전염병에서 보았던 것과 같은 패턴을 따랐다. 항상 〈남들〉을 탓했다. 에이즈 전염병이 시작될 때, 고위험군에 과하게 초점을 맞춘 나머지 고위험 집단들 내의 개인의 고위험 행동에 집중하지 못했다.

이 말이 트집처럼 들릴지 모르지만, 그렇지 않다. 우리가 단어를 사용하고 사람들을 분류하는 방식은 중요하다. 물론 동성애 자체가 HIV 감염의 위험을 증가시키는 요인은 아니다. 배타적인 성관계를 갖는 게이 커플이 배타적인 성관계를 갖는 이성애자 커플보다 HIV 감염 위험이 더 크지 않다. 또는 이 문제라면 전혀 섹스하지 않는 게이 남성도 마찬가지다.

그리고 동성애자가 아니더라도 — 잠재적인 감염자와 무방비로 성관계를 자주 갖는 — 고위험 행동을 하는 일이 전적으로 가능하다. 고위험군보다는 고위험 행동을 겨냥할 때 전염병 대책이 더 효과적이라는 점은 말할 필요도 없다.

달리 말하면, 효과적인 질병 예방의 목표는 사람들이 아니라 사람들의 행동을 바꾸는 것이다. 고위험군에 속한 사람들을 나병처럼 무인도로 추방해 격리할 이유가 없다. 그러나 우리는 여러 파트너와 성관계를 갖는 모든 사람이 콘돔을 사용하고 정기적으로 검사를 받도록 권장할 수 있다. 그 차이는 명백해 보일 수 있지만 모든 사람에게 쉽지는 않다.

악령이 들린 듯

「그럴 줄 알았다고 하셨잖아요. 그게 무슨 뜻이죠?」 내가 말했다.

라스는 몸을 앞으로 숙이고 손가락 끝에 이마를 얹었다.

「병에 걸릴까 봐 두려웠어요. 몇 달 전에 잤던 사람이 최근에 HIV 양성이라고 말했어요.」 그가 말했다.

「유감이군요.」

「그렇게 말씀하시지만, 별로 도움이 되지 않아요, 그렇죠?」

「아마도요. 하지만 이야기를 나누면 종종 도움이 됩니다. 그러고 싶으세요?」

다른 바이러스와 마찬가지로 HIV는 너무 작아서 맨눈이나 광학 현미경으로 볼 수 없지만, 전자 현미경으로 관찰할 수 있다. 전자 현미경 아래에 작은 구체에 작고 돌출된 팔로 덮인 HIV가 보인다. 문어처럼 생긴 HIV는 우리 면역 체계의 세포에서 돌기들을 찾아낸다.

이러한 돌기를 CD4 분자라고 하며, 이를 가진 세포를 CD4 양성 세포라고 한다. CD4 분자는 정보 전달에 사용되며 CD4 분자를 가진 세포는 면역 체계의 구성 요소들이 팀으로 함께 작용하도록 하는 데 중요한 역할을 한다.

HIV 바이러스의 팔들은 신체의 면역 세포에 있는 CD4 분자를 움켜쥐고 안으로 들어간다. 그곳에 도착하면 팔들은 자신의 유전 물질인 단일 가닥 RNA를 방출한다. 바이러스는 RNA를 이중 가닥 DNA로 다시 작성한다. 이 DNA는 우리 몸의 모든 세포에서 발견되는 유전 물질의 일종으로, 우리를 만드는 레시피 역할을 한다. 그런 다음 HIV 바이러스는 우리 세포의 DNA 안에 자신의 DNA를 삽입하여 세포를 해킹한다. 세포가 HIV DNA를 읽어 내고 HIV 바이러스의 새로운 사본을 생성해야 할 때 이 질병이 발생한다.

처음에 HIV는 소수의 CD4 양성 세포에서만 발견되지만, 이 바이러스는 바이러스의 새로운 사본을 만들어 결국 새로운 세포를 찾아 감염시킨다. 전염은 림프샘을 통해 매우 빠르게 퍼질 수 있는데, 림프샘은 많은 CD4 분자가 밀집되어 있어 면역 체계의 보초 시스템과 같다. 그 결과 엄청난 도미노 효과가 발생한다.

「그래서 제 몸이 HIV를 더 만들고 있다는 건가요?」라스가 물었다.

「그래요. HIV 바이러스는 면역 체계를 사용해 번식해요. 그리고 면역 세포에 큰 타격을 줘요. 지쳐서 바이러스 감염으로 사망하는 세포도 있고, 출동한 건강한 면역 세포에 의해 죽는 세포도 있어요.」내가 말했다.

「악령이 들린 것 같네요.」

「맞아요.」

나는 악령이 들린다는 이미지가 마음에 들었다. 자신의 의지가 아닌 다른 의지로 통제되는 세포는 파괴된다.

「처음에는 코로나에 걸린 줄 알았어요.」내가 증상이 있었냐고 묻자 라스가 말했다. 「열이 나고 몸이 꽤 안 좋아졌어요. 나중에야 HIV를 생각했어요.」

「발진도 있었나요?」내가 물었다.「많은 사람이 그렇거든요.」

라스는 고개를 저었다.「열만 났어요.」그가 말했다.「하지만 오래 가지 않았어요. 며칠 후 다시 괜찮아졌어요.」

신체의 면역 세포를 통한 이러한 빠르고 폭발적인 감염은 많은 HIV 양성 환자가 전염 직후에 극적인 면역 반응을 경험하는 원인이다.

일반적으로 발열, 관절 및 근육통과 같은 독감 유사 증상, 전신 림프샘 부종이 나타나는 이 질병의 초기 급성기에는 종종 혈액에 바이러스가 많이 있다. 당사자가 감염되었는지 모른다면 다른 사람을 보호하는 조치도 취하지 않을 수 있다.

나중에 바이러스는 CD4 양성 세포를 계속 감염시켜 점차 건강한 세포의 수를 줄인다. 1~10년까지 지속될 수 있는 HIV 전염 후 만성 잠복기에는 신체가 일반 감염, 세포 변화 및 전 암성 병변과 싸울 수 있는 CD4 양성 세포가 충분히 있어 이 병이 전혀 탐지되지 않을 수 있다. 작동하는 면역 체계는 우리 몸을 너무 잘 보호하므로 우리가 이러한 일상적인 사건들을 알아차리지 못한다. 그러나 CD4 세포의 수가 충분히 적어지면 면역 체계가 붕괴한다. 이로 인해 원래는 발병할 수 없었던 희귀하고 특이한 질병들이 찾아온다. 이것이 바로 AIDS다. 환자들은 AIDS와 관련한 복합적인 질병에 걸려 쇠약해진다. 그리고 결국 사망한다. 이것이 지금까지 3300만 명이 넘는 사람들의 운명이었다.

「마치 해적들에게 붙잡힌 것 같기도 해요.」 라스가 잠시 생각에 잠긴 뒤 말했다.

「무슨 뜻이죠?」

「세포는 배고요.」 라스가 말했다. 「해적들, 그니까 바이러스들이 점점 더 많이 배에 올라와 배를 장악해 함대 전체를 점령하는 거죠.」

「그것도 이 병을 보는 한 방법인 것 같아요.」

「그리고 바이러스는 절대 없어지지 않을 테니, 제가 좋아하는 노래가 갑자기 더 다가오네요.」

「무슨 노래죠?」

「요호, 요호, 난 해적의 삶을 원해!」*

나는 고개를 흔들었다.

그는 미소를 지었고, 나도 상담하면서 잠깐의 유머에 안도하며 애써 미소를 지었다.

치료와 위험

HIV는 더 이상 사형 선고가 아니다. HIV 양성 환자는 이제 격리된 기관에서 쇠약해져 죽지 않는다. 그들은 더 이상 의사와 간호사의 두려움과 혐오를 마주하지 않는다. 그들은 더는 겁에 질린 의료 전문가에게 의료와 치과 치료를 거부당하지 않는다. 그

---

* 조지 브런스의 1967년 곡 「요호(나를 위한 해적의 삶)」로 영화 「캐러비안 해적」의 배경 음악으로도 쓰였다.

들은 플라스틱 자루에 싸여 묻히지 않을 것이며 망자의 성적 취향과 질병을 부끄러워하는 가족과 친구들에게 잊히지 않을 것이다. 이론적으로 우리는 HIV 양성 보균자에게 새로운 시대에 살고 있지만, 동시에 그렇지 않다. 〈HIV에 걸려도 좋은 삶을 살 수 있습니다〉라는 주장은 오늘날 전 세계 대부분의 HIV 양성 보균자들에게 여전히 유토피아이기 때문이다.

노르웨이는 매년 200건 미만의 새로운 HIV 사례가 발생하고 HIV 바이러스 보균자가 총 약 4,500명인 부유한 국가다. 우리는 HIV 환자를 주의 깊게 모니터링하고 치료 비용으로 연간 1인당 약 20만 크로네를 지출할 만큼 충분한 돈과 자원이 있다.[2] 우리는 이 비용을 감당할 수 있을 뿐만 아니라 신규 환자의 수를 줄이는 것이 장기적으로 우리에게 이득이다. 그러나 전 세계 HIV 양성 보균자의 20퍼센트가 거주하는 남아프리카나 HIV 양성 보균자가 100만 명 이상이고 AIDS가 최대 사망 원인인 말라위 같은 국가에서는 상황이 매우 다르다. 이들 국가에는 HIV가 널리 퍼져 있다. 남아프리카 인구의 약 13퍼센트와 말라위 인구의 10퍼센트가 감염되었다. 2006년에는 말라위 임산부의 30퍼센트가 HIV 양성 판정을 받았다. 어린이, 청소년, 임산부, 기회가 거의 없는 여성 등 이미 취약한 사람들이 HIV의 가장 큰 피해자들이며, 빈곤, 열악한 교육, 특히 성교육 부족으로 인해 감염 건수가 증가하고 있다. 의약품을 얻는 경로는 다양하며 주로 자산이 많은 사람들에게 한정된다.

그러나 진료실에서, 그리고 지금 라스와의 상담에서 내가 할 일은 다른 사람들을 대신해서 분노하는 것이 아니라 그를 진정시키고 안심시키는 것이다. 나는 HIV 예방에 관해 이야기하고 싶었다. 노르웨이에서 HIV에 걸린 사람들이 자신이 안전하다는 것을 알기를 바랐다.

「다행히도 1980년대에 HIV가 발견된 이후로 많은 일이 일어났어요.」 내가 말했다.

「좋은 일이네요. 전 죽지 않겠죠.」 라스가 말했다.

「그럼요.」

「아프지도 않겠죠. 치료를 받을 테니까요.」

「맞아요. 좋은 치료와 모니터링을 통해 더 이상 전염되지도 않을 겁니다.」

「전혀요?」

「그럼요.」

평생 매일 알약을 먹는 HIV 치료는 쉽고도 어렵다. 알약에는 신체가 새로운 바이러스를 생성하지 못하도록 방지하는 물질들이 혼합되어 있다.

「정기적으로 혈액 검사를 받게 될 거예요. RNA를 확인하여 혈액에 얼마나 많은 바이러스가 있는지 측정해요. 치료의 목적은 바이러스 수치를 매우 낮게 유지하여 검사에서 발견조차 할 수 없도록 하는 겁니다.」

「그래서 사라질까요?」

「치료되지는 않지만 더 이상 전염되지 않을 겁니다. CD4 양성 세포의 수도 측정되며, 혈액에 세포를 파괴하는 바이러스가 없는 한 높은 수준을 유지할 거예요. 세포가 충분하다면, 면역 체계는 예상대로 작동할 겁니다.」

「약 복용을 중단하면 어떻게 되죠?」

「바이러스가 증가하여 병을 옮길 수 있게 되고 세포 수가 감소하여 아프게 될 것입니다. 일정 수준 이하로 떨어지면 면역 결핍, 즉 AIDS가 발생할 거예요. 최악의 경우 일부 바이러스가 돌연변이를 일으켜 약물에 내성이 생길 수 있어요.」

「그래서 약을 먹어야 하는 거죠.」라스는 말한다.

「그렇죠. 매일이요.」내가 대답한다.

HIV는 보균자의 체액에서 발견되며 이 체액이 점막과 접촉할 때 전염된다. HIV를 감염시킬 수 있는 체액은 혈액, 정액, 분비물, 모유다. 이 바이러스는 타액, 땀, 눈물, 소변에서도 발견될 수 있지만, 이러한 체액은 전염에 미미한 역할을 한다. 그래서 키스, 물병 공유, 손잡기, 포옹, HIV 양성인 아이들이 다른 아이들과 함께 유치원에 다니는 것을 걱정했던 사람들은 안심할 만하다. 이런 조건은 모두 완벽하게 안전하다.

약물을 복용하지 않는 HIV 양성 보균자와 질 성교를 한 번 할 때 바이러스를 전염시킬 위험은 약 0.1퍼센트다. 항문 성교의 경우 위험은 약 0.3퍼센트로 다소 높다. 구강성교의 위험은 더 낮다.

위험은 받는 사람, 즉 질이나 항문의 소유자에게 항상 더 크다.[3]

달리 말하자면, 통계적으로 HIV 양성인 사람과 약 1,000번 잔다면(우리 대부분은 꽤 오래 걸릴 것이다) 1~3번 감염될 것이다. 그러나 위험을 절대로 가볍게 받아들여서는 안 되는 이유는, 결국 감염되는 데는 한 번이면 족하므로 마지막 성교와 마찬가지로 첫 번째 성교에서도 감염될 가능성이 있기 때문이다. 하지만 이 사실로 HIV가 원칙적으로 치료 없이도 전염성이 특별히 높지 않다는 것을 알 수 있다.

전염의 위험은 바늘 공유, 출산 중 산모로부터의 전염, HIV 양성 혈액의 수혈과 같이 성관계보다 〈피를 더 보는〉 접촉이 훨씬 높다. 피부에 베인 상처나 손상이 있는 경우 성 접촉을 통한 전염 위험이 급격히 증가한다. 성관계 중 마찰로 인해 점막에 작은 상처와 찢김이 생겨 바이러스가 침투할 수 있다. 그래서 항문 성교가 질 성교보다 감염 위험이 더 크다. 질의 점막이 더 튼튼하기 때문이다.

애초에 베인 상처나 찢어진 부분이 있는 사람이라면 위험이 몇 배나 더 높아진다. HIV는 다른 성병에 동시에 걸렸을 때 훨씬 더 빠르게 전파된다. 이러한 성병은 염증을 일으키고 출혈하기 쉬운 취약한 점막을 만들거나 직접적으로 궤양을 유발할 수 있다. 예를 들어 헤르페스, 무른궤양, 매독, 클라미디아 트라코마티스 L형에 의해 발생하는 질병인 임균 림프종이 그렇다. 다른 성병을 예방하고 치료하는 일은 HIV 확산을 막기 위해 자원을 사용하는 가장 현명한 방법의 하나다.

　오늘날의 항바이러스 의약품은 매우 효과적이어서 치료 중인 HIV 양성 보균자들은 실제로 전염시킬 위험이 없다. 그뿐만 아니라 HIV에 걸릴 위험이 있는 HIV 비보균자들도 약물로 위험을 줄일 수 있다.

　항바이러스제는 가능한 한 빨리, HIV 감염 위험에 노출된 후 즉시 복용할 수 있다. 되도록 48시간 이내에 복용해야 한다. 이러한 약물은 PEP(노출 후 예방) 치료라고 하며 응급실이나 성 건강 의원에서 구할 수 있다. PEP는 성관계 후 임신 위험을 줄이기 위해 응급 피임약(일명 사후 피임약)을 복용하는 것과 비슷하다. 장기적으로 감염을 예방하기 위해 매일 항바이러스제를 복용할 수도 있다. 이런 약은 PrEP(노출 전 예방)라고 하며 임신 위험을 줄이기 위해 매일 복용하는 피임약과 같다.

　「제가 에이즈에 걸리지 않을 거라고 깨달았어요. 하지만 이렇게 시간이 많이 지났는데도 여전히 치료법이 없다는 게 너무 이상해 보여요. 아무도 HIV를 없애지 못했나요?」라스가 물었다.

　「이론적으로는 가능해요. 바이러스를 제거한 세 사람에 대해 읽은 적이 있어요.」내가 말했다.

　「어떻게요?」

　「시도하고 싶지 않을 것 같은데요. 그들은 HIV에 걸린 동시에 혈액암이나 림프종에 걸려 집중적인 암 치료와 줄기세포 이식을 받았어요. 암 치료가 HIV에 걸린 CD4 세포를 포함한 면역 체계를 파괴했고 줄기세포 이식은 HIV가 없는 새롭고 건강한 면역 세포를 제공했답니다.」

「그래서 HIV의 비밀 열쇠는 암에 걸리는 것인가요?」

「제가 말했듯이, 그 방법을 시도하고 싶지 않겠죠. 그러나 이건 신체가 아주 복잡하고, 모든 것이 상호 연결되어 있음을 보여 주죠. 그리고 저는 이게 희망의 근원이라고 생각해요. HIV를 다루는 새로운 방법이 나올 수 있어요. 아마도 몇 년 안에 치료법이 완전히 달라질 겁니다.」

「그래서 제가 인내심을 가져야 하겠죠.」

「지금의 현실을 받아들이는 것이 더 현명할 것 같아요.」

「약을 먹는 거죠……. 영원히.」

「그렇죠.」

노르웨이 선원 이야기

미국에서 HIV 전염병이 발생하기 15년 전, 노르웨이의 한 가족이 알 수 없는 질병으로 쓰러졌다. 문헌에 따르면 〈노르웨이 선원〉 또는 아르비 노에라는 가명으로 불린 아버지가 1965년에 병에 걸렸을 때 이 전염병이 시작되었다. 그는 육체적 고통을 겪었고 특이한 발진과 재발성 감염이 있었다. 그는 분명히 매독 진단을 받았지만, 그것이 모든 증상을 설명하지는 못했다.[4] 의사들은 자가 면역 질환*을 의심조차 하지 않았다. 계속해서 치료를 시도

* 자신의 항원에 대하여 항체를 만들어서 생기는 면역병. 연소기 당뇨병. 류머티즘

했지만, 그는 악화할 뿐이었다. 그는 관절과 근육이 아팠고 림프샘은 끊임없이 커지고 부어올랐다.

이듬해 어머니, 즉 아르비의 아내 역시 셋째 딸을 임신하고 나서 병에 걸리자 미스터리가 더욱 짙어졌다. 그녀는 상기도와 하기도 감염과 상부 요로 감염이 재발할 뿐 아니라 설명할 수 없는 열이 장기간 지속되었다.

부모의 병은 점점 더 심해졌지만 한 가지 좋은 점은 딸이 건강하게 태어났다는 것이다. 그러나 그것도 오래가지 못했다. 겨우 두 살 된 딸이 혈액 중독, 폐렴, 뼈와 관절의 심부 감염과 같은 일련의 심각한 감염에 끝없이 시달렸다.

1973년에 어머니는 혼란과 행동 장애를 동반한 뇌염을 앓았지만, 또다시 회복되었다. 2년 후, 아버지에게 심각한 신경학적 문제가 발생했다. 그는 대소변을 참지 못하고 쌌고(실금) 다리 마비와 치매를 앓았으며 움직일 때 점차 경련을 일으켜 통제할 수 없게 되었다.

1976년 1월, 이제 아홉 살이 된 딸이 수두에 걸렸다. 이미 심하게 아픈 몸에 이 감염이 걷잡을 수 없을 정도로 퍼져 아이가 사망했다. 4월에 아버지는 처음 병에 걸린 지 10년 만에 사망했다. 그의 나이 겨우 29세였다. 남편과 비슷한 신경학적 문제가 발생한 후에 어머니는 급성 백혈병에 걸려 같은 해 12월에 사망했다.[5]

같은 해에 같은 가족 중 세 명이 설명할 수 없는 죽음을 맞았다.

관절염, 다발 경화증 따위가 있다.

미래에 해결책을 찾을 수 있기를 희망하며 가족 세 명의 부검에서 나온 혈액과 조직 샘플을 보존하지 않았다면 사망 원인은 확실히 미스터리로 남았을 것이다.

사람들은 아버지의 몸에서 간 조직, 신장, 폐 샘플과 함께 림프샘을 떼어 보관했다. 어머니의 몸에서는 다리 근육의 조각을, 딸에게서는 림프샘, 비장, 간을 떼어 냈다. 모든 장기는 포르말린으로 고정하고 파라핀으로 포매* 하여 실온에 보관되었다. 부모의 혈액 샘플도 채취하여 영하 20도에서 보관했다.[6]

1980년대에 HIV가 유행하면서 의혹이 일었다. 노르웨이 가족이 어떤 형태로든 면역 결핍증을 앓고 있었던 게 분명했다. 혹시 그들의 병이 AIDS의 초기 사례였을까?

혈액과 조직 샘플을 검사하였다. DNA 시퀀싱(염기 서열화)을 사용하여 과학자들은 HIV 바이러스의 유전 물질을 찾았다. 그 유전 물질은 1988년에 부모의 혈액에서 처음 발견되었고, 1997년에는 온 가족의 조직 샘플에서 발견되었다.

정말로 병이 시작된 곳

HIV 전염병이 진정 어디에서 시작되었는지 알아보기 위해 노르웨이 선원 아르비 노에가 그랬던 것처럼 아프리카로 떠나 보자. 1961년 15세에 그는 바다로 갔고, 서아프리카로 향하는 〈회에

---

* 조직학에서, 조직 조각을 파라핀과 같은 단단한 매질에 넣어 굳히는 과정. 현미경 관찰을 위하여 조직의 손상 없이 얇게 자르기 위함이다.

아론호〉에서 주방 소년으로 일을 시작했다. 배는 세네갈, 기니, 코트디부아르, 가나, 나이지리아, 카메룬에서 정박했다. 1990년 대에 노에의 의사 중 일부를 인터뷰한 과학 저널리스트 에드워드 후퍼에 따르면 노에가 여행 중에 임질에 걸렸기 때문에 그가 성적으로 활발했다는 것은 의심의 여지가 없다. 노르웨이로 돌아온 그는 결혼한 후에 다시 바다로 갔다. 그는 19세인 1965년까지 선원으로 일하다가 그해 갑자기 병에 걸렸다.[7]

오늘날 우리는 HIV가 아프리카 유인원에서 인간으로 넘어왔다는 것을 알고 있다. 헤르페스와 마찬가지로 인간이 아닌 영장류는, 즉 SIV 유인원 면역 결핍 바이러스Simian immunodeficiency viruses로 알려진 HIV의 자체 변종을 가지고 있다.

불행하게도, 이 점은 에이즈 전염병이 게이 남성과 유인원 또는 아프리카 사람들과 유인원 사이의 성적 접촉으로 발생했다는 인종 차별주의와 동성애 혐오적 주장을 불러일으켰으며, 이러한 악의적인 신화는 오늘날에도 여전히 남아 있다. 최근인 2012년에도 미국 상원 의원이 이 감염이 〈한 남자가 원숭이와 성교한 다음 남자와 성관계했기 때문〉이라고 주장했다.

일부 사람들이 매독 전염병이 월경 중인 여성과 원숭이가 성관계한 탓이라고 주장하고, 인간의 정신이 16세기 이후로 거의 발전하지 않은 것처럼 보인다는 점을 고려할 때, 이러한 비난은 놀라운 일이 아니다. 전염병은 항상 다른 사람, 되도록 인기가 없거나 싫어하는 사회 집단 구성원의 잘못이다.

그러나 이러한 주장을 액면 그대로 받아들이자면, 물론 일부 개인이 동물과 성관계를 가졌을 가능성을 배제할 수는 없지만, 이로 인해 질병이 퍼졌을 가능성은 훨씬 더 낮다. 유인원에서 인간으로의 SIV 전파와 AIDS 전염병의 기원은 인간이 SIV 양성 원숭이 혈액과 직접 접촉하는 훨씬 더 전염성 있는 활동에서 시작되었을 가능성이 훨씬 크다. 동물을 도살하고 도축할 때 피와 접촉하는 것을 피하기 어려우므로, 과학자들은 침팬지 사냥과 야생 동물의 고기 조리를 가능한 전염 경로로 지적한다.

인간과 유인원이 밀접하게 접촉하여 사는 아프리카의 여러 지역에서 원숭이 바이러스인 SIV 감염이 사람에 널리 퍼져 있는 것을 과학자들이 목격했다.

SIV는 다양한 지역과 국가의 유인원에서 검출되어 연구되었으며, 그 결과 바이러스의 유전 물질이 종과 장소에 따라 조금씩 다르다는 것이 밝혀졌다.

같은 방식으로 HIV는 단일 바이러스가 아니라 상호 관련된 바이러스 그룹이다. 이 바이러스가 충분한 CD4 세포를 감염시키고 파괴하면, 알려진 모든 HIV 변종으로 인해 AIDS가 발생할 수 있다.

HIV는 주로 HIV-1과 HIV-2 두 종류로 분류된다. HIV-1이 더 흔하고 전염성이 강하며 공격적이고, 더 나아가 HIV-1군 M(주요)과 HIV-1군 O(이상치)를 포함한 여러 하위 그룹으로 나뉜다.

　바이러스의 유전 물질을 염기 서열화함으로써 과학자들은 HIV와 SIV 바이러스의 가계도를 생성하고 서로 얼마나 밀접하게 관련되어 있는지 알려 줄 수 있다. 요즘에 우리는 SIV가 유인원에서 인간으로 넘어와 여러 차례 HIV로 돌연변이가 되었다는 걸 알고 있다. 이를 확실히 아는 이유는 다양한 HIV 변종들끼리보다 특정 SIV 변종들과 더 유사성을 보이기 때문이다.

　노르웨이 선원 아르비 노에와 그의 가족은 세계에서 가장 최초로 기록된 AIDS 사례 중 하나로서 HIV-1 O 변종에 감염되었다. 이 바이러스의 가장 가까운 친척은 카메룬의 고릴라들에게서 발견되는 SIV 변종이다.[8] 따라서 아르비 노에가 1960년대에 그의 배가 카메룬에 정박했을 때 이곳에서 HIV 바이러스를 얻은 다음 노르웨이에 있는 가족에게 옮겼을 가능성이 크다. 그러나 HIV-1 O와 HIV-2는 모두 아프리카 밖에서는 드물다. HIV-1 M은 오늘날 우리가 볼 수 있는 세계적 대유행의 원인이 되는 변종이다.

　HIV 전염병의 기원을 추적하는 데는 시간이 걸렸지만, HIV-1 M은 1920년대 벨기에 콩고의 레오폴드빌(오늘날의 킨샤사) 근처 숲에 살았던 침팬지 그룹에서 인간으로 넘어왔다는 것이 일반적인 정설이다.

　벨기에령 콩고의 HIV-1 M이 1920년대에 확산하여 결국에 1980년대에 전 세계적으로 유행한 변종인 데는 몇 가지 이유가 있을 수 있다. 우선, 이 바이러스 변종 자체와 관련이 있을 수 있다. HIV-1 M은 더 공격적이고 전염되기 쉽다. 동시에 몇 가지 사회적 요인이 이 특정 바이러스가 퍼지는 데 일조한 것 같다. 이 도시에 철도 노선이 건설되면서 다른 도시에서 많은 남성 노동자들이 몰려들었고 일부 여성들이 성을 팔기 시작했다. 다른 성병의 높은 유병률은 HIV 바이러스의 전염을 촉진했으며, 새로운 철도 시스템은 이 바이러스를 킨샤사에서 다른 도시와 국가로 운송했다. 게다가 의료 종사자들이 살균하지 않은 도구와 바늘을 사용해서 전염이 더 퍼졌을 수도 있다.

내가 확실히 말할 수 있는 건 내 환자 라스가 HIV-1 M에 감염되었다는 것이다. 1981년에 로스앤젤레스의 젊은이도 마찬가지였을 것이다.

*

라스는 오늘의 마지막 환자였다. 그를 보내기 전에, 그를 전염병 전문의에게 의뢰할 것이라고 내가 말했다.

「잘 보살펴 드릴 거예요. 그리고 물어보고 싶은 게 있으면 다시 오셔도 돼요.」

「감사해요.」 라스가 말했다.

「행운을 빌어요!」

그는 몸을 돌려 미소를 지은 뒤 문을 닫았다.

내가 컴퓨터를 껐을 때는 밖이 아주 어두워져 있었고 복도에서 아무 소리도 들리지 않았다. 나는 사무실 건너편을 바라다보았다. 이전의 실수에서 배운 나는 검사 소파와 산부인과 의자에서 구겨진 헌 종이를 제거했는지 확인한 후에 수레 위에 있는 주걱과 샘플 면봉을 정리하고 부족한 물품을 보충했다.

실험실에서 나는 현미경을 청소하고 스위치를 끈 후에 수면 마스크처럼 보호 천으로 덮었다. 휴대품 보관소 안에서 나는 약간 갑갑한 (이제는 땀에 젖은) 흰옷과 함께 약간 갑갑한 의사의 역할을 벗어 버리고 사복을 입었다. 대기실의 의자는 비어 있었다.

차갑고 맑은 저녁 공기 속으로 걸어 나가면서 나는 사랑의 여신 베누스를 생각했다.

「내가 계속 일하게 해줘요.」 나는 걸으면서 중얼거렸다.

우리 인간은 계속해서 그녀를 숭배할 것이므로 — 다행히도 — 섹스는 위험에도 불구하고 우리가 할 수 있는 가장 사랑스러운 경험 중 하나가 될 수 있으며, 삶에는 질병을 피하려는 투쟁보다 더 많은 것이 있다.

그러나 모든 일이 보여 주듯이 베누스가 오늘 밤에도 계속해서 우리에게 사악한 저주를 퍼부을 것이고 내 대기실은 내일, 다음 주, 내년에도 여전히 붐빌 것이다.

후기

이 책에서 11가지 질병을 소개하기 위해 내 경험을 바탕으로 한 명의 의사가 이야기하면서 질병들을 설명하는 형식을 취했다. 그러나 나는 그녀를 나보다 조금 더 뻔뻔한 사람으로 만들었고 사회적 지능을 얼마간 덜어 냈다. 나는 그녀를 가상의 진료소에서 일하게 했고, 그곳에서 그녀는 각각 다른 질병을 대표하는 허구의 환자를 만난다.

글을 쓰면서 나는 전 직장이자 성 건강 분야에서 노르웨이에서 가장 큰 전문 센터인 성과 공동체Sex og samfunn를 염두에 두었다. 또한 내가 의대생이었을 때 여름 방학에 일했던 오슬로 대학 병원의 성병학과인 올라피아 진료소Olafiaklinikken에서 영감을 얻었다. 그러나 가상의 의사와 환자 사이에 일어나는 일이 반드시 그 장소의 임상 관행을 반영하는 것은 아니며, 강조하건대 책의 모든 상담은 허구다. 첫 페이지부터 마지막 페이지까지 환자의 비밀을 유지했다.

　하지만 환자와의 상담 내용이 허구이긴 해도, 상담실에서 벌어지는 일들은 여전히 사실이다. 내가 설명한 질병은 실제로 그런 반응을 보일 수도 있지만, 다른 반응을 보일 수도 있다고 알려져 있다. 그리고 모든 챕터에서 나는 실제 삶에서 만났던 환자들로부터 영감을 받았다.

　이 글을 읽는 의료 종사자들은 내가 직업과 전문 분야 간의 역할 분배에서 임의로 몇 가지 수정을 가했다는 것을 알아챌 것이다. 이야기를 최대한 간단하게 만들기 위해 가상의 〈나〉 이외의 의사를 포함하지 않았기 때문에 의료계의 계층 구조를 생략했다. 새내기 의사인 나는 실제로 경험이 많은 동료들과 함께 일하고 그들의 감독을 받는다.

　이 책을 쓰면서 나는 다양한 전문 분야를 다루었으며, 가능한 한 많은 사람이 읽고 이해할 수 있도록 자료를 단순화하려고 노력했다. 이러한 작업에서는 때때로 기술적인 오류를 피하기가 거의 불가능하다. 나는 오류를 최대한 제거했고, 그 과정에서 숙련된 기술 고문의 전문적인 도움을 받았지만, 여전히 몇 가지 실수가 있을 수 있다. 이런 일들에 대한 책임은 전적으로 나에게 있으며, 독자들은 이러한 일이 일어날 수 있음을 이해해 주기 바란다.

주

제1장 대홍수의 해: 임질에 관한 약간의 지식

1 Nørgaard and Holmboe (2012). *Anatomiens navne – Oprindelse og betyd-ning*. 8th edition. Nyt Nordisk Forlag Arnold Busck. p. 130.

2 Oriel (1994). *The Scars of Venus: A History of Venereology*. Springer. p. 29.

3 Evang (1951). *Seksuell opplysning: En populær framstilling av kjønnslivet og dets problemer*. Tiden Norsk Forlag.

4 MSIS. "Lag din egen tabell. Gonoré 1995 – 1999." Notification system for infectious diseases. Available at: www.msis.no. Accessed: August 2022.

5 Sex og samfunn (2022). "Infeksjoner". Available at: www.emetodebok.no. Accessed: August 2022.

6 Aavitsland (2006). "Et medisinsk ritual". *Tidsskrift for den norske lege-forening*.

7 FHI (2020). "Gonoré – Veileder for helsepersonell." *Smitteveilederen*. Available from: www.fhi.no. Accessed: April 2021.

8 Fyrand and Granholt (1994). "The History of Venereology in Norway". *Genitourinary Medicine*.

9 Harrison and Houghton (1913) "Preliminary Note on the Treatment of Gonorrhoea with Heated Bougies". *Journal of the Royal Army Medical Corps*.

10 Biais et al. (2008). "Cooperative Retraction of Bundled Type IV Pili Enables Nanonewton Force Generation." *Plos Biology*.

11 Oriel (1994). *The Scars of Venus: A History of Venereology*. Springer.

제2장 민감한 문제: 헤르페스에 관한 약간의 지식

1 Sex og samfunn (2022). "Herpes". Available at: www.emetodebok.no. Accessed: August 2022.

2 Sizemore et al. (2005). "Historical correlates of genital herpes simplex virus Type II infection in men attending an STD clinic." *Sexually Transmitted Infections*.

3 Shiffer and Corey (2013). "Rapid host immune response and viral dynamics in herpes simplex virus-2 infection". *Nature Medicine*.

4 Wald et al. (2006). "Knowledge of Partners' Genital Herpes Protects against Herpes Simplex Virus Type II Acquisition". *The Journal of Infectious Diseases.e.*

5 Time (1980). "Herpes – The New Sexual Leprosy". *Time Magazine*.

6 Anderson (2019). "How Herpes Became a Sexual Boogeyman". *Slate*.

7 Time (1973) "The Case Against Herpes". *Time Magazine*.

8 Luebcke et al. (2006) "Isolation and characterization of a chimpanzee alphaherpesvirus". *Journal of General Virology*.

9 Wertheim et al. (2014). "Evolutionary origins of human herpes simplex viruses 1 and 2". *Molecular Biology and Evolution*.

제3장 무화과와 콜리플라워: 생식기 사마귀에 관한 약간의 지식

1 Oriel (1994). *The Scars of Venus: A History of Venereology*. Springer.

2 Cooper and Dawber (2001). "The History of Cryosurgery". *Journal of the Royal Society of Medicine*.

제4장 금성과 하룻밤, 수성과 평생: 매독에 관한 약간의 지식

1 Fisher, H.A.L. (1936). *A History of Europe*. London. Edward Arnold.

2 https://pubmed.ncbi.nlm.nih.gov/34537407/

3 Oriel (1994). *The Scars of Venus: A History of Venereology*. Springer, p. 20.

4 Zeizler (1927). "Chancre of the Nasal Septum – Report of Three Cases". *Journal of the American Medical Association (JAMA)*.

5 Holinger (1927). "Chancre of the Nasal Septum". *Journal of the American Medical Association (JAMA)*.

6 Vesterhus (2007). "Hvordan ble Osvald syk?". *Tidsskrift for den norske legeforening*.

7 Perciaccante og Coralli (2018). "The History of Congenital Syphilis Behind *The Inheritance* by Edvard Munch". JAMA Dermatology.

8 Hayden (2003). Pox: *Genius, Madness and the Mysteries of Syphilis*. Basic Books.

9 Wikipedia (2022). "Friedrich Nietzsche: Insanity and Death 1889 – 1900." www.wikipedia.com. accessed: August 2022.

10 Helsen (2011). "General paresis of the insane: a case with MR imaging." *Acta Neurologica Belgica*.

11 Hem et al. (1999). "Nevrosyfilis – fortsatt aktuell differensialdiagnose." *Tidsskrift for den Norske Legeforening*.

12 Daudet (2002). *In The Land of Pain,* tr. Julian Barnes, Knopf. p. 14.

13 Boeck (1857). *Syphilisationen som Curmetode*. Joh. Dahls Forlag.

14 Boeck (1875). *Erfaringer om Syphilis*. Alb. Cammermeyer Forlag, p. 31.

15 Riksarkivet. Chr. Politikammer, Sedelighetsavd. "Fortegnelse over prostituerte, protokoll 1–6 (1843–1889), nr. 275."

16 Boeck (1854). *Syphilisationen studeret ved sygesengen*. Brøgger Forlag.

17 Boeck (1857). *Syphilisationen som Curmetode*. Joh. Dahls Forlag. Boeck .

18 Boeck (1875). *Erfaringer om Syphilis*. Alb. Cammermeyer Forlag, s. 65–69.

19 Boeck (1857). *Syphilisationen som Curmetode*. Joh. Dahls Forlag.

20 Gjestland (1955). *The Oslo Study of Untreated Syphilis*. Oslo Akademisk Forlag.

21 Fleming (1929) "On the antibacterial action of cultures of a penicillium, with special reference to their use in the isolation of B. influenzae." *British Journal of Experimental Pathology*.

22 Bulgakov (2013). *A Young Doctor's Notebook,* tr. Hugh Aplin, Alma Classics (2018).

제5장 나일강의 죽음: 질편모충염에 관한 약간의 지식

1 WHO (2021) "Sexually transmitted Infections (STIs)," available at www.who.int. Accessed August 2022.

제6장 클라미디아의 땅 노르웨이에 오신 걸 환영합니다: 클라미디아에 관한 약간의 지식

1 Eveleth (2014). "Why No One Can Design a Better Speculum". *The Atlantic*.

2 Ojanuga (1993). "The medical ethics of the 'Father of Gynaecology,' Dr. J. Marion Sims". *Journal of Medical Ethics*.

3 Stewart (2021). Notification rate of confirmed cases of chlamydia infection in Europe in 2019, by country". Statista. Available at www.statista.com. Accessed: August 2022.

4 ECDC (2020). "Chlamydia infection – Annual Epidemiological Report for 2019." *European Centre for Disease Control and Prevention*.

5 Oriel (1994). *The Scars of Venus: A History of Venereology*. Springer. 162.

6 Nunes and Gomes (2014) "Evolution, Phylogeny, and molecular epidemiology of Chlamydia." *Infection, Genetics and Evolution*.

제7장 초대받지 않은 손님: 사면발니에 관한 약간의 지식

1 https://www.merriam-webster.com/dictionary/parasite.

2 Blakemore and Jennet (2001): "Merkin." *The Oxford Companion to the*

Body (Oxford University Press).

제8장 적과의 동침: HPV 관련 자궁 경부암에 관한 약간의 지식

1 Sex og samfunn (2022). "Cervixsytologisk prøve." Available at www.emetodebok.no. Accessed August 2022.

2 Kreftregisteret (2022). Nøkketall Livmorhalskreft 2021. Topic page, Cancer register. Available at www.kreftregisteret.no. Accessed August 2022.

3 Sex og samfunn (2022). "Cervixsytologisk prøve." Available at www.emetodebok.no. Accessed August 2022. Sex og samfunn (2022). "Kondylomer og cervixdysplasi." Available at www.emetodebok.no. Accessed August 2022.

4 Chen et al (2018). "Niche adaptation and viral transmission of human papilloma virus from archaic hominids to modern humans." *PLOS Pathogens.*, Dangler (2018). "Scientists Trace Evolution of HPV to Sex with Neanderthals". Discover.

5 Halioua (2010). "The participation of Hans Hinselmann in medical experiments at Auschwitz." *Journal of Lower Genital Tract Disease*.

6 Halioua (2010). "The participation of Hans Hinselmann in medical experiments at Auschwitz." *Journal of Lower Genital Tract Disease*.

7 Fusco et al (2008). "History of colposcopy: a brief biography of Hinselmann." *Journal of Prenatal Medicine*.

8 Brown (2018). "Can the 'immortal cells' of Henrietta Lacks sue for their own rights?" *Washington Post*.

제10장 가려움증: 옴에 관한 약간의 지식

1 Epstein (1955). "Trends in Scabies." *AMA Archives of Dermatology*.

2 Meinking (1999). "Infestations". *Current Problems in Dermatology*, p. 104.

3 FHI (2021). "Skabb – veileder for helsepersonell i primærhelsetjenesten." Transmission guidelines. Available at: www.fhi.no. Accessed: September 2021.

4 Orion et al. (2006). "Itch and scratch: scabies and pediculosis." *Clinics in*

Dermatology.

5 Roncalli (1987). "The history of scabies in veterinary and human medicine from biblical to modern times." Veterinary Parasitology.

6 FHI (2021). "Skabb – veileder for helsepersonell i primærhelsetjenesten." Transmission guidelines. Available at: www.fhi.no. Accessed: September 2021.

7 FHI (2021). "Skabb – veileder for helsepersonell i primærhelsetjenesten." Transmission guidelines. Available at: www.fhi.no. Accessed: September 2021.

8 Epstein (1955). "Trends in Scabies." *AMA Archives of Dermatology*.

9 Roncalli (1987). "The history of scabies in veterinary and human medicine from biblical to modern times." Veterinary Parasitology.

10 Orion et al. (2006). "Itch and scratch: scabies and pediculosis." *Clinics in Dermatology*.

제11장 허리띠 아래의 공포와 혐오: HIV와 AIDS에 관한 약간의 지식

1 Mass (1981) "Disease Rumours Largely Unfounded." *New York Native*.

2 MSIS. "Lag din egen tabell. Hiv-infeksjon." Notification system for infectious diseases. Available at: www.msis.no. Accessed: August 2022. FHI.

3 Sex og samfunn (2022). "Hiv." Available at: www.emetodebok.no. Accessed: August 2022.

4 Hooper (1999). *The River: A Journey to the Source of HIV and AIDS*. Little Brown & Company, p. 319.

5 Frøland et al. (1988). "HIV-1 infection in Norwegian family before 1970." *Lancet*.

6 Jonassen et al. (1997). "Sequence analysis of HIV-1 group O from Norwegian patients infected in the 1960s." *Virology*.

7 Hooper (1999), *The River: A Journey to the Source of HIV and AIDS*. Little Brown & Company, p. 319.

8 D'Arc et al. (2015). "Origin of the HIV-1 group O epidemic in western lowland gorillas." *PNAS Microbiology*.

참고 문헌

제1장 대홍수의 해: 임질에 관한 약간의 지식

Biais et al. (2008). "Cooperative Retraction of Bundled Type IV Pili Enables Nanonewton Force Generation." *Plos Biology*.

Evang (1951). *Seksuell opplysning: En populær framstilling av kjønnslivet og dets problemer*. Tiden Norsk Forlag.

FHI (2020). "Gonoré – Veileder for helsepersonell." *Smitteveilederen*. Available at: www.fhi.no. Accessed: April 2021.

Fyrand and Granholt (1994). "The History of Venereology in Norway". *Genitourinary Medicine*.

Gruber et al. (2015). "History of Venereal Diseases from Antiquity to the Renaissance". *Acta Dermatovenerologica Croatica*.

Harrison og Houghton (1913) "Preliminary Note on the Treatment of Gonorrhoea with Heated Bougies". *Journal of the Royal Army Medical Corps*.

Hill et al. (2016). "Gonorrhea – an Evolving Disease of the New Millennium". *Microbial Cell*.

Michod et al. (2008) "Adaptive value of sex in microbial pathogens". *Infection, Genetics and Evolution*.

Morgan and Decker (2016). "Gonorrhea". *Disease-a-Month*.

MSIS. "Lag din egen tabell. Gonoré 1995–1999." Notification system for infectious diseases. Available at: www.msis.no. Accessed: August 2022.

Oriel (1994). *The Scars of Venus: A History of Venereology*. Springer.

Punsalang and Sawyer (1973). "The Role of Pili in the Virulence of Neisseria Gonorrhoeae". *Infection and Immunity*.

Sex og samfunn (2022). "Gonoré". Available at: www.emetodebok.no. Accessed: August 2022.

Stohl and Seifert (2006). "*Neisseria gonorrhoeae* DNA Recombination and Repair Enzymes Protect against Oxidative Damage Caused by Hydrogen Peroxide". *Journal of Bacteriology*.

Unemo and Shafer (2014). "Antimicrobial resistance in Neisseria gonorrhoeae in the 21st century: past, evolution, and future". *Clinical Microbiology Reviews*.

Vicentini (2019). "Gonorrhea, a Current Disease with Ancient Roots: from the Remedies of the Past to Future Perspectives". *Le Infezioni in Medicina*.

Wikipedia (2019). "Neisseria Gonorrhoea: Antigenic variation and Phase variation". Available at www.wikipedia.com. Accessed: October 2019.

Wikipedia (2020). "Neisseria Gonorrhoea: Discovery". Available at www.wikipedia.com. Accessed: August 2020.

Wikipedia (2020). "Neisseria Gonorrhoea: The Survival of Gonococci". Available at www.wikipedia.com. Accessed: August 2020.

제2장 민감한 문제: 헤르페스에 관한 약간의 지식

Bowen (2016). "Viral forensic genomics reveals the relatedness of classic herpes simplex virus strains KOS, KOS63, and KOS79". *Virology*.

FHI (2019). "Herpes simplex-virusinfeksjoner–Veileder for helsepersonell." *Smitteveilederen*. Available at: www.fhi.no. Accessed: April 2021.

Fossum and Eriksen (2020). "Molekylære klokker". *Store medisinske leksikon*. Available at: www.sml.snl.no. Accessed: April 2020.

Moi and Maltau (2013). *Seksuelt overførbare infeksjoner og genitale hudsykdommer. 3. utgave*. Gyldendal Akademisk.

Sex og samfunn (2022). "Herpes". Available at: www.emetodebok.no. Accessed: August 2022.

Shiffer and Corey (2009). "New concepts in understanding genital herpes". *Current Infectious Disease Reports*.

Shiffer and Corey (2013). "Rapid host immune response and viral dynamics in herpes simplex virus-2 infection". *Nature Medicine*.

Sizemore et al. (2005). "Historical correlates of genital herpes simplex virus type 2 infection in men attending an STD clinic". *Sexually Transmitted Infections*.

Wald et al. (2006). "Knowledge of Partners' Genital Herpes Protects against Herpes Simplex Virus Type 2 Acquisition". *The Journal of Infectious Diseases*.

제3장 무화과와 콜리플라워: 생식기 사마귀에 관한 약간의 지식

Cooper and Dawber (2001). "The History of Cryosurgery". *Journal of the Royal Society of Medicine*.

Oriel (1994). *The Scars of Venus: A History of Venereology*. Springer.

Rosen (2021). "Condylomata acuminata (anogenital warts) in adults: Epidemiology, pathogenesis, clinical features, and diagnosis". UpToDate. Available at:"www.uptodate.com. Accessed: February 2020.

Sex og samfunn (2022). "HPV–kondylomer og cervixdysplasi". Available at: www.emetodebok.no. Accessed: August 2022.

제4장 금성과 하룻밤, 수성과 평생: 매독에 관한 약간의 지식

The Author/Anonymous (1833). "The No Nose Club". *Miscellaneous Tales: Original and Select*." T. Hurst.

Blackwood (1818) "Account of some curious Clubs in London – III The No Nose Club." *Blackwood's Edinburgh Magazine*.

Britannica (2012). "Girolamo Fracastaro". Encyclopedia Britannica. Available at: www.britannica.com. Accessed: June 2021.

Dahl (2019). "En natt med Venus, Et liv med Merkur." *Blod og bein – Lidelse, lindring og behandling i Norsk medisinhistorie*. Nationalbibliotekets Forlag.

FHI (2019). "Syfilis – Veileder for helsepersonell." Smitteveilederen. Available at: www.fhi.no. Accessed: April 2021.

Frith (2012). "Syphilis – Its Early History and Treatment Until Penicillin and the Debate on its Origin." *Journal on Military and Veterans Health*.

Hayden (2003). *Pox: Genius, Madness, and the Mysteries of Syphilis*. Basic Books.

Hayes (2005) "French Disease in Sixteenth Century Europe," in *Epidemics and Pandemics – Their Impacts on Human History*. ABC-CLIO.

Hicks and Clement (2022). "Syphilis: Epidemiology, pathophysiology, and clinical manifestations in patients without HIV." *UpToDate*. Available at: www.uptodate.com. Accessed: August 2022.

Johansen and Langeland (2021). "Syfilis." *Store medisinske leksikon*. Available at: www.sml.snl.no. Accessed: August 2022.

Linnestad (2014). "Ondt skal ondt fordrive." Tidsskrift for den Norske Legeforening.

Margaritoff (2021). "How Did Al Capone Die? Inside The Legendary Chicago Mobster's Last Years." *All That Is Interesting*.

Margulis (2003). "Syphilis and Nietzsche's mad genius." *Métode*.

Moi and Maltau (2013). *Seksuelt overførbare infeksjoner og genitale hudsykdommer*. 3rd edition. Gyldendal Akademisk.

Oriel (1994). *The Scars of Venus: A History of Venereology*. Springer.

Perciaccante and Coralli (2018). "The History of Congenital Syphilis Behind The Inheritance by Edvard Munch." *JAMA Dermatology*.

Ruud (2019). "Teselskap og gale hattemakere". *Forskning.no*.

Sandvik and Lie (2016). "Ubehandlet syfilis – fra Oslo til Tuskegee." *Tidsskrift for den Norske Legeforening*.

Spillum (2020). "Kvikksølvforgiftning." *Store medisinske leksikon*.

Available at: www.sml.snl.no. Accessed: August 2022.

The Star (1874). "The Origins of the No Nose Club". *The Star.*

Tampa (2014). "A Brief History of Syphilis". *Journal of Medicine and Life.*

Tan and Tatsumura (2015). "Alexander Fleming (1881–1955): Discoverer of penicillin." *Singapore Medical Journal.*

Vesterhus (2007). "Hvordan ble Osvald syk?" *Tidsskrift for den norske legeforening.*

Walløe (2009). "Wilhelm Boeck," Norsk Biografisk Leksikon.

Walløe (2009) "Cæsar Boeck," Norsk Biografisk Leksikon.

Ward (1709). *The Secret History of London Clubs.* J. Dutton.

Wikipedia (2022). "Friedrich Nietzsche: Insanity and Death 1889–1900." Available at www.wikipedia.com. Accessed: August 2022.

Wright (2017). *Get Well Soon: History's Worst Plagues and the Heroes Who Fought Them.* Henry Holt & Company Inc.

제5장 나일강의 죽음: 질편모충염에 관한 약간의 지식

FHI (2018). "Trikomonasinfeksjon – Veileder for helsepersonell." *Smitteveilederen.* Available at: www.fhi.no. Accessed: April 2021.

Sex og samfunn (2022). "Trichomoniasis". Available at: www.emetodebok.no. Accessed: August 2022.

Sobel and Mitchell (2022). "Trichomoniasis: Clinical manifestations and diagnosis." *UpToDate.* Available at: www.uptodate.com. Accessed: August 2022.

제6장 클라미디아의 땅 노르웨이에 오신 걸 환영합니다: 클라미디아에 관한 약간의 지식

Clarke (2011). "Evolution of Chlamydia trachomatis." *Annals of the New York Academy of Sciences.*

Elwell et al. (2016). "Chlamydia cell biology and pathogenesis." *Nature Reviews. Microbiology.*

FHI (2019). "Chlamydiainfeksjon, genital (klamydia) – veileder for helsepersonell." *Smitteveilederen*. Available at: www.fhi.no. Accessed: April 2021.

Gomes et al. (2007). "Evolution of Chlamydia trachomatis diversity occurs by widespread interstrain recombination involving hotspots." *Genome Research*.

Gregory (2019) "These are the Last Koalas Without Chlamydia." *Vice, Motherboard*.

Hsu (2022). "Clinical manifestations and diagnosis of Chlamydia trachomatis infections." *UpToDate*. Available at: www.uptodate.com. Accessed: August 2022.

Last et al. (2021). "Trachoma." *UpToDate*. Available at: www.uptodate.com. Accessed: August 2022.

Oriel (1994). *The Scars of Venus: A History of Venereology*. Springer.

Quigley et al. (2018). "Molecular Dynamics and Mode of Transmission of Koala Retrovirus as It Invades and Spreads through a Wild Queensland Koala Population." *Journal of Virology*.

Sex og samfunn (2022). "Klamydia." Available at: www.emetodebok.no. Accessed: August 2022.

Weisberger (2018) "Why the Heck Do So Many Koalas Have Chlamydia?" *Live Science*.

제7장 초대받지 않은 손님: 사면발니에 관한 약간의 지식

Anderson and Chaney (2009). "Pubic lice (Pthirus pubis): history, biology and treatment vs. knowledge and beliefs of US college students." *International Journal of Environmental Research and Public Health*.

Goldstein and Goldstein (2021). "Pediculosis pubis and pediculosis ciliaris." *UpToDate*. Available at: www.uptodate.com. Accessed: April 2021.

Johansen (2019). "Flatlus". *Store medisinske leksikon*. Available at: www.sml.snl.no. Accessed: August 2020.

Kenward (2001). "Pubic lice in Roman and medieval Britain." International Journal of *Environmental Research and Public Health*.

Sex og samfunn (2022). "Flatlus." Available at: www.emetodebok.no.

Accessed: August 2022.

Sirevåg (2020). "Mikrobiologi." *Store medisinske leksikon*. Available at: www.sml.snl.no. Accessed: August 2022.

제8장 적과의 동침: HPV 관련 자궁 경부암에 관한 약간의 지식

Baasland (2018). "Informasjonsmateriell til leger – Forslag til svarbrev til kvinner fragynekologer og fastleger. Kreftregisteret.

Diamantis et al. (2009). "What's in a Name? Evidence That Papanicolaou, Not Babes, Deserves Credit for the Pap Test". *Diagnostic Cytopathology*.

Sex og samfunn (2022). "Kondylomer og cervixdysplasi". Available at:www. emetodebok.no. Accessed: August 2022.

Sex og samfunn (2022). "Cervixcytologisk prøve". Available at: www. emetodebok.no. Accessed: August 2022.

Sørbye (2010). "HPV, celleforandringer og kreft". *Bioingeniøren*.

Zielinski (2010). "Henrietta Lacks' 'Immortal' Cells". *Smithsonian Magazine*. Zielinski(2010). "Henrietta Lacks' 'Immortal' Cells". Smithsonian Magazine.

제9장 짜증 나는 여동생: 미코플라스마에 관한 약간의 지식

FHI (2019). "Mykoplasmainfeksjon, genital". *Smitteveilederen*. Available at: www.fhi.no. Accessed: August 2022.

Martin (2021). "Mycoplasma genitalium infection in males and females". *UpToDate*. Available at: www.uptodate.com. Accessed: August 2022.

Sex og samfunn (2022). "Mykoplasma". Available at: www.emetodebok.no. Accessed: August 2022.

제10장 가려움증: 옴에 관한 약간의 지식

Epstein (1955). "Trends in Scabies". *AMA Archives of Dermatology*.

FHI (2021). "Skabb – veileder for helsepersonell i primærhelsetjenesten." *Smitteveilederen*. Available at: www.fhi.no. Accessed: September 2021.

Flote (2020). "SUS har funne skabb på fleire mobildeksel." *Stavanger Aftenblad*.

Goldstein and Goldstein (2022). "Scabies: Epidemiology, clinical features, and diagnosis." *UpToDate*. Available at: www.uptodate.com. Accessed: August 2022.

Langeland (2021). "Skabb". Store medisinske leksikon. Available at: www. sml.snl.no. Accessed: August 2022.

Norsk Elektronisk Legehåndbok (2021). "Skabb." Available at: www. legehandboka.no. Accessed: September 2021.

Orion et al. (2006). "Itch and scratch: scabies and pediculosis." *Clinics in Dermatology*.

Roncalli (1987). "The history of scabies in veterinary and human medicine from biblical to modern times." *Veterinary Parasitology*.

Sex og samfunn (2022). "Skabb." Available at: www.emetodebok.no. Accessed: August 2022.

제11장 허리띠 아래의 공포와 혐오: HIV와 AIDS에 관한 약간의 지식

Allinder og Fleishman (2019). "The World's Largest HIV Epidemic in Crisis: HIV in South Africa" CSIC: Center for Strategic & International Studies.

FHI (2022). "Hivinfeksjon/Aids – veileder for helsepersonell". *Smitteveilederen*. Available at: http://www.fhi.no. Accessed: August 2022.

Frøland (2017). "Hiv-infeksjon." *Store medisinske leksikon*. Available at: www.sml.snl.no. Accessed: August 2022.

Hooper (1999). *The River: A Journey to the Source of HIV and AIDS*. Little Brown & Company.

Pépin (2018). *The Origins of AIDS*. Cambridge University Press.

Sex og samfunn (2022). "Hiv". Available at: www.emetodebok.no. Accessed: August 2022.

Wikipedia (2020). "Neisseria Gonorrhoea: Discovery". Available at www.

wikipedia.com. Accessed: August 2020.

Wood (2021). "The natural history and clinical features of HIV infection in adults and adolescents." *UpToDate*. Available at: www.uptodate.com. Accessed: February 2022.

옮긴이 **이문영** 이화 여자 대학교 영문학과를 졸업한 후 한국 IBM에서 근무하다 새로운 도전을 위해 캐나다로 건너가 밴쿠버 커뮤니티 칼리지에서 국제 영어 교사 자격증(TESOL Diploma)을 취득했다. 한국 외국어 대학교 실용 영어과 겸임 교수를 역임했다. 현재 다양한 장르의 책을 우리말로 옮기는 전문 번역가로 활동하며 한겨레 교육 문화 센터에서 번역 강의를 하고 있다. 옮긴 의학책으로는『저탄고지 바이블』,『지방을 태우는 몸』,『자가포식』,『설탕 중독』,『나는 어떤 죽음에도 익숙해지지 않는다』등이 있다

나의 가장 가까운 적, 성병

발행일   2025년 3월 10일 초판 1쇄

지은이   엘렌 스퇴켄 달
옮긴이   이문영
발행인   홍예빈
발행처   주식회사 열린책들

경기도 파주시 문발로 253 파주출판도시
전화 031-955-4000 팩스 031-955-4004
홈페이지 www.openbooks.co.kr 이메일 webmaster@openbooks.co.kr